NEUF MOIS POUR NAÎTRE

Les aventures du bébé dans le ventre de sa maman

Dr Catherine Dolto-Tolitch
Avec la collaboration de Colline Faure-Poirée

NEUF MOIS POUR NAÎTRE
Les aventures du bébé dans le ventre de sa maman

Illustrations de Jean-Louis Besson

Gallimard Jeunesse/Giboulées

© ÉDITIONS GALLIMARD JEUNESSE, 1998
ISBN : 2-07-051818-3
Dépôt légal : Septembre 1998
Numéro d'édition : 84705
Loi n°49956 du 16 juillet 1949
sur les publications destinées à la jeunesse.

à tous les bébés et les anciens bébés

SOMMAIRE

INTRODUCTION	13
UN HOMME ET UNE FEMME POUR FAIRE UN ENFANT	17
D'abord s'aimer	17
Les réserves de vie	18
Le spermatozoïde a rendez-vous avec l'ovule	19
L'ovule	19
Le chemin du spermatozoïde	19
La rencontre	20
Un passeport pour la vie	21
Un petit bourgeon sur un grand arbre généalogique	22
Quoi de neuf dans un œuf ?	23
Chaque bébé est une surprise	26
Une exception : les jumeaux	26
LA PLANÈTE BÉBÉ	29
La vie dans les plis	30
Le placenta	30
Le cordon ombilical	31
Les échanges	31
Un petit homme pousse	33
Un œuf plein de projets	33
L'embryon fait ses feuilles	34
Un petit cœur bat	34
Le fœtus se dessine	35
D'où viennent les parents ?	35
Le bébé crée des liens	37
SIGNES DE VIE	39
Quatrième mois : ça bouge	40
Toc toc ! c'est moi !	41

À l'écoute	42
Le fil de la voix	43
La rumeur du monde	44
Cœur à cœur	45
Les goûts de la vie	46
Premières lueurs	46
Fin prêt	47

NAÎTRE — 51

Le bon moment	52
Une date pour toute la vie	52
En route !	53
Le chemin	56
Franchir le col	57
César et césarienne	58
Du travail pour tout le monde	59
Le jour au bout du tunnel	60
Il est là !	60
Le tourbillon de la vie	61
À la découverte du dehors	62
Coupez le cordon !	63
Adieu placenta	64
Première tétée	65
Première journée	65
Les premières fois	66
Un bébé dont on parle	67
La ronde des rencontres	67
L'avenir	68

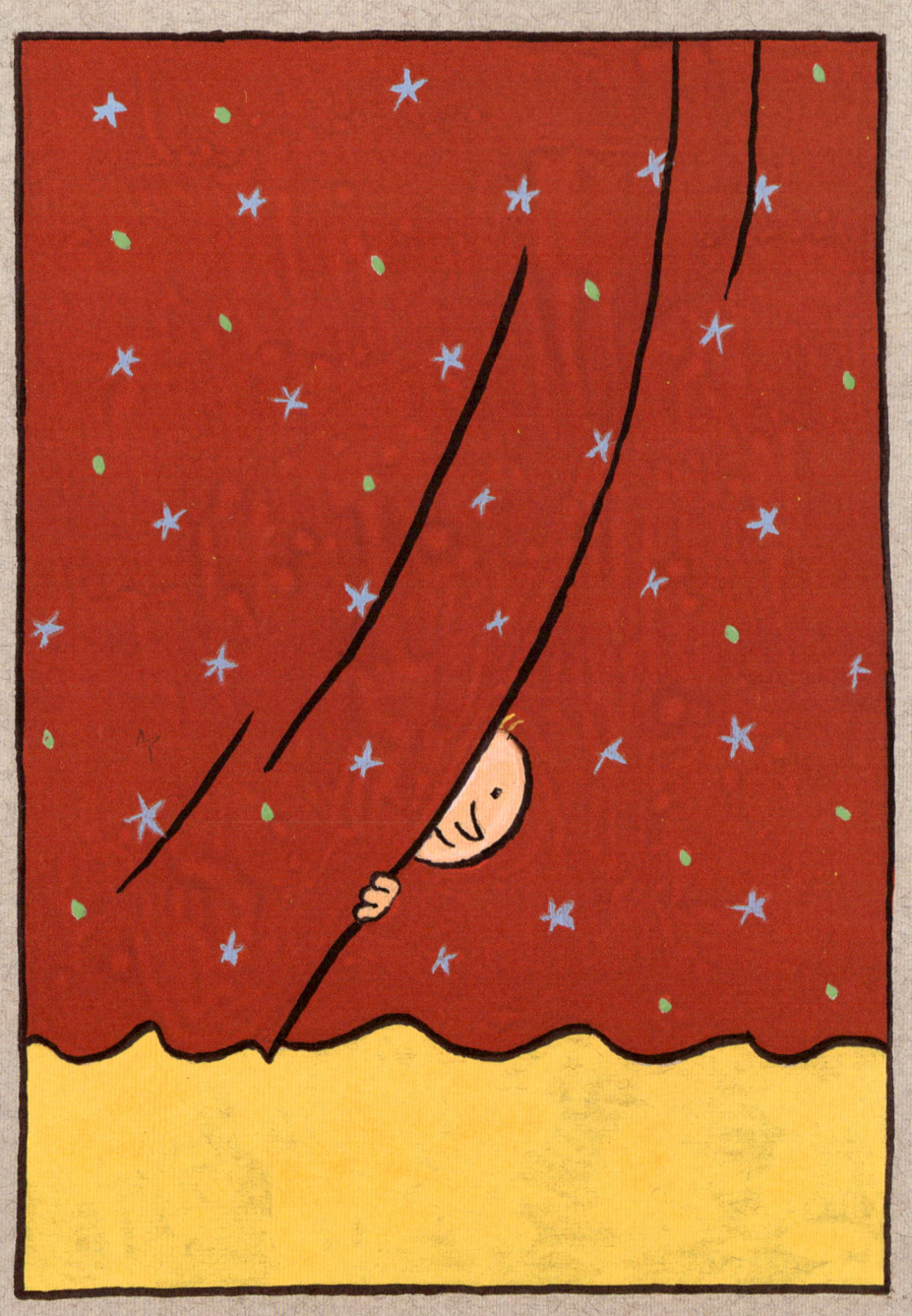

Depuis des années j'ai la chance de rencontrer des enfants et leurs parents pendant et après leur naissance parce que je pratique l'haptonomie. Ce joli mot vient d'un mot grec qui veut dire à la fois le sens du toucher et le sentiment.

L'accompagnement haptonomique de la naissance permet aux parents et aux enfants de jouer ensemble très tôt pendant la grossesse et on s'aperçoit que cela change tout parce que cela donne à l'enfant un sentiment de sécurité. C'est un plaisir partagé et ça fait du bien aux enfants comme aux parents.

C'est à partir de cette expérience que j'ai écrit tout ce qui est dans ce livre.

Les secrets d'un nouveau-né

Le nouveau-né dans son berceau, c'est quelqu'un qui vient de vivre une grande aventure : cela fait des mois que, dans le ventre de sa maman, il se prépare activement à naître. Bercé par les mouvements de sa mère et par les petites vagues de son nid liquide, il a tout doucement commencé à découvrir dans l'obscurité la vie et le monde. Peu à peu il a senti que tout changeait autour de lui. L'utérus où il se niche peut devenir tendu ou très souple suivant ce que vit sa maman. La voix de sa mère venant toujours du même endroit, celles de son père et de ses frères et sœurs s'éloignant ou se rapprochant, ont d'abord fait de douces petites vibrations sur sa peau, et puis un beau jour il a eu des oreilles assez bien formées pour les entendre vraiment.

Mais cela fait bien longtemps qu'il s'approchait de ces voix quand elles étaient tendres. Il sent bien ce qui fait plaisir à sa maman ou ce qui lui fait peur ou mal, tout de suite l'odeur et le goût de son liquide amniotique changent, tout devient tendu ou doux autour de lui et les boum boum réguliers du cœur ou de la respiration de sa mère se font plus rapides ou plus lents. Mine de rien, depuis son petit univers liquide, il s'intéresse au monde extérieur et guette les signes que peuvent lui faire ceux qui sont déjà nés. Il montre qu'il participe à la vie comme il peut, en dansant doucement sous les mains légères et affectueuses de ses parents ou en trépignant pour montrer son déplaisir ou son inconfort. S'il a peur, il peut rester longtemps immobile dans son petit coin, replié sur lui-même. Il partage presque tout avec sa maman et pourtant il est déjà un autre avec ses envies de communication et de rencontre, avec un projet de vie bien à lui.

Un extraordinaire itinéraire

Avant de devenir cette petite personne, le bébé se transforme dans le ventre de sa mère : il passe par des étapes qui ressemblent à celles que l'homme a parcourues au cours des siècles pour devenir le plus évolué des mammifères supérieurs, un être humain.

Jour après jour, son corps et son intelligence se construisent, son cerveau et ses organes des sens se développent, ses parents le sentent devenir de plus en plus présent, sa mère apprend à tenir compte de ses réactions et il se crée des liens privilégiés entre eux trois.

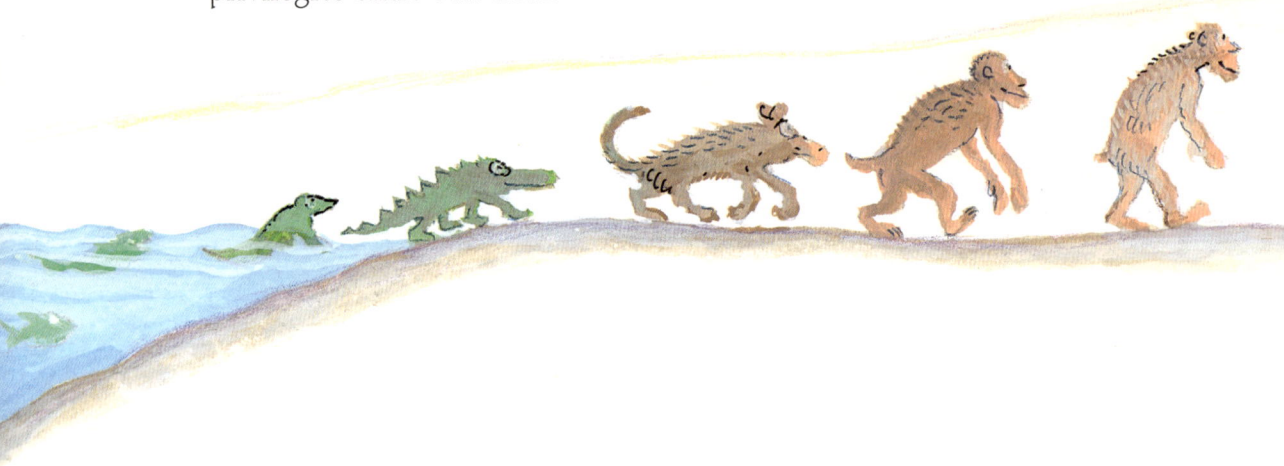

Naître

Et c'est le jour si précieux de sa naissance. Depuis le moment de sa création jusqu'au jour où nous pouvons le voir, il a déjà eu beaucoup d'expériences, cela fait longtemps qu'il ressent, qu'il éprouve et qu'il agit et réagit.

Lorsqu'il vient au monde, il ne sait pas encore parler, mais si on l'observe bien, on s'aperçoit qu'il dit beaucoup de choses avec ses mimiques, ses expressions, ses gestes, ses regards et sa voix. Il continue à communiquer avec son entourage de tout son corps et de toute sa sensibilité. Il est riche de sa vie passée dans le ventre de sa maman et curieux de découvrir le monde qui l'entoure. Mais lui qui pouvait danser, sucer son pouce, jouer avec ses mains, ses pieds, son cordon ombilical, le voilà prisonnier de la pesanteur. Tout seul il ne peut rien faire, il est totalement dépendant de ceux qui s'occupent de lui et il le comprend très vite. Lui qui n'avait jamais eu faim ni soif ni mal au ventre, le voilà qui a besoin souvent d'être nourri, changé, lavé, habillé ; ce n'est pas toujours facile de faire face à tout cela. Peut-être que certains bébés après leur premier repas se disent : « Voilà un problème définitivement réglé », mais deux heures après la faim est encore là ! Quelle histoire de s'adapter à un monde si plein de nouveautés et de difficultés, heureusement que les parents et les frères et sœurs que l'on connaissait déjà avant de naître sont là pour vous accueillir, ça donne confiance. Et c'est très important.

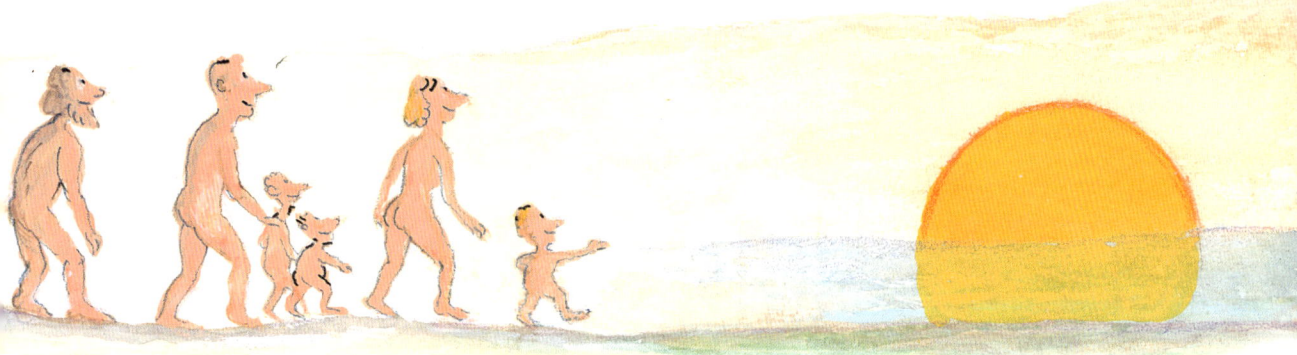

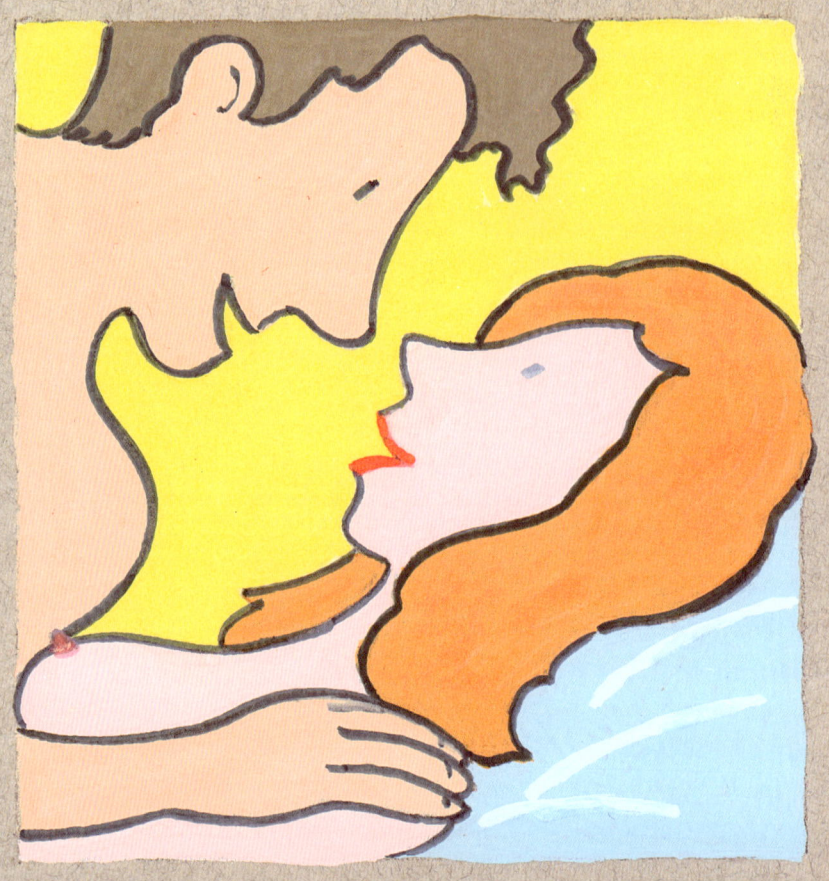

Un homme et une femme pour faire un enfant

Tout a commencé il y a environ neuf mois. Un homme et une femme ont fait l'amour. C'est une drôle d'expression pour dire qu'ils ont eu une rencontre où leurs sexes se sont trouvés. Peut-être voulaient-ils un enfant, mais peut-être non. Ils ont eu envie de se rapprocher, se sont embrassés, caressés, peut-être se sont-ils dit des mots d'amour.

Ils ont voulu se serrer très près l'un de l'autre pour que leurs sexes se rencontrent et ainsi ils se sont donné du plaisir.
Un enfant a profité de cette rencontre pour entrer dans la vie.

D'ABORD S'AIMER

Lorsqu'un homme et une femme font l'amour, le sexe de l'homme, qui s'appelle le pénis, durcit ; l'homme le fait pénétrer dans le sexe de la femme, le vagin, et sous l'effet de son plaisir, un liquide jaillit et s'y répand : c'est le sperme. Il contient des milliers de cellules de vie.

Ces cellules de vie chez l'homme s'appellent des spermatozoïdes ; elles devront rencontrer une cellule de vie de la femme, l'ovule, pour qu'un enfant puisse être conçu.

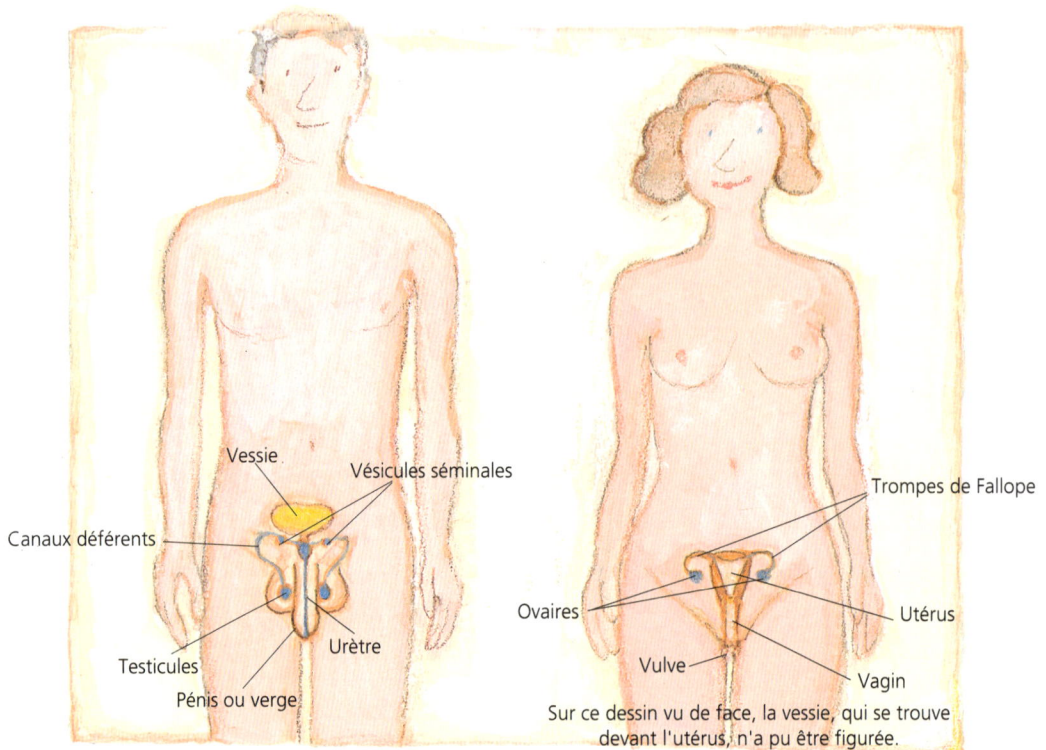

Sur ce dessin vu de face, la vessie, qui se trouve devant l'utérus, n'a pu être figurée.

LES RÉSERVES DE VIE

Les spermatozoïdes sont logés dans les testicules, ces deux petites boules situées sous le pénis.

Chez la femme, les ovules sont cachés dans deux petites glandes en forme d'amande, les ovaires, qui se trouvent à l'intérieur de son ventre.

Tout à côté des ovaires, les trompes de Fallope sont prêtes à recueillir les ovules. Les trompes de Fallope, ce sont les prolongements de l'utérus, cette toute petite poche qui sera la première maison du bébé, où il va vivre les neuf premiers mois de sa vie. L'utérus est si élastique qu'il peut s'élargir jusqu'à contenir un bébé de trois kilos.

En temps normal, il mesure six à sept centimètres et peut contenir autant de liquide qu'un dé à coudre et quand le bébé est prêt à naître, il mesure environ trente-deux centimètres et pourrait contenir trois à quatre litres.

LE SPERMATOZOÏDE A RENDEZ-VOUS AVEC L'OVULE

Chaque mois, dans la période de sa vie pendant laquelle elle peut avoir des enfants, tout se prépare dans le corps de la femme comme si ce rendez-vous allait avoir lieu : l'utérus se capitonne, ses parois s'épaississent pour qu'un bébé puisse s'y installer.

L'ovule

À un moment précis du mois, les ovaires de la femme produisent un ovule qui reste pendant quelque temps (environ trois jours) en haut de la trompe de Fallope, où il attend le spermatozoïde. C'est pendant ces quelques jours seulement que l'homme et la femme qui font l'amour peuvent concevoir un enfant. Si le spermatozoïde ne se présente pas au bon moment, il n'y a pas de conception.

Le chemin du spermatozoïde

Les spermatozoïdes qui sont dans le vagin de la femme ont un très long chemin à faire : ils doivent remonter dans l'utérus, puis dans la trompe de Fallope.

Si l'ovule n'est pas encore là, ou bien s'il a trop attendu et qu'il ne peut plus donner la vie, alors le rendez-vous n'aura pas lieu : le petit matelas que l'utérus avait préparé pour le bébé s'en va, l'ovule s'en va aussi, entraînant un peu de sang. Ce sont les règles qui s'écoulent chaque mois par le sexe de la femme.

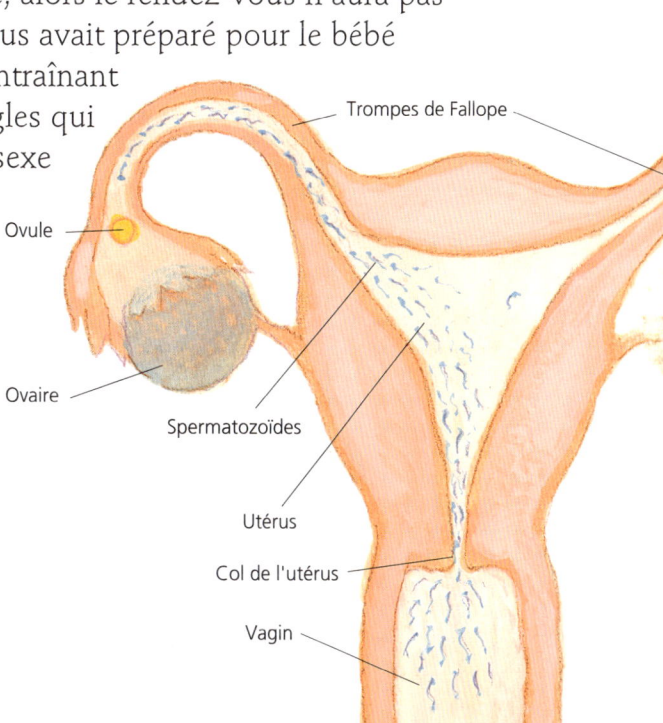

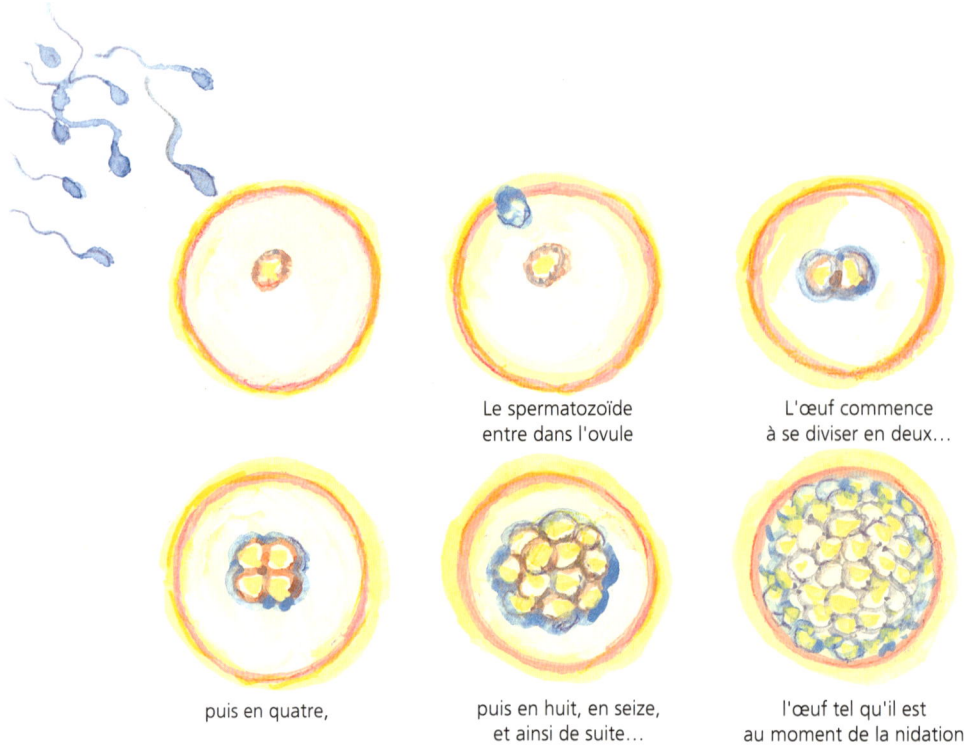

Le spermatozoïde entre dans l'ovule

L'œuf commence à se diviser en deux…

puis en quatre,

puis en huit, en seize, et ainsi de suite…

l'œuf tel qu'il est au moment de la nidation

LA RENCONTRE

Si les spermatozoïdes arrivent au bon moment, le rendez-vous peut réussir : sur les millions de spermatozoïdes, un seul peut pénétrer dans l'ovule, ensemble ils vont créer une nouvelle cellule, un œuf.

C'est cet œuf qui donnera le bébé : la grossesse est ce merveilleux travail de fabrication du bébé qui dure environ neuf mois, depuis sa conception jusqu'à ce qu'il soit prêt à naître. Certains parents n'arrivent pas à organiser la rencontre tout simplement pour une raison médicale. De nos jours ils peuvent demander aux médecins spécialisés de les aider. On parlera alors de procréations médicalement assistées ou de «bébé éprouvette» parce que la rencontre entre l'ovule et le spermatozoïde a été organisée par les parents et leur docteur dans un petit tube en verre qui s'appelle une éprouvette. C'est sûrement un peu plus délicat pour les parents et l'enfant, mais ce qui compte c'est l'amour, même quand il emprunte des chemins un peu compliqués.

UN PASSEPORT POUR LA VIE

L'ovule et le spermatozoïde contiennent chacun un petit filament, les chromosomes sexuels.

Dans l'ovule, c'est un chromosome ayant la forme d'un X ; dans le spermatozoïde, il a la forme d'un X ou d'un Y. Lorsque l'ovule et le spermatozoïde se rencontrent, s'ils mettent en commun deux chromosomes X, cela donnera un bébé fille, s'ils mettent en commun un chromosome X et un Y, cela donnera un bébé garçon.

C'est donc du spermatozoïde et de lui seul que dépend le sexe du bébé, et c'est tout de suite, dès sa rencontre avec l'ovule en haut de la trompe de Fallope, que cela se décide. Certains pensent que tout cela se fait par hasard, d'autres pensent que c'est une question de chimie et que si la mère fait un régime spécial avant la fécondation, elle aura plus de chances, suivant le régime choisi, d'avoir une fille ou un garçon. D'autres encore pensent que c'est le destin qui fait la loi, mais qu'est-ce que c'est que le destin et comment agit-il ? Ça c'est un grand mystère et tout le monde est d'accord là-dessus !

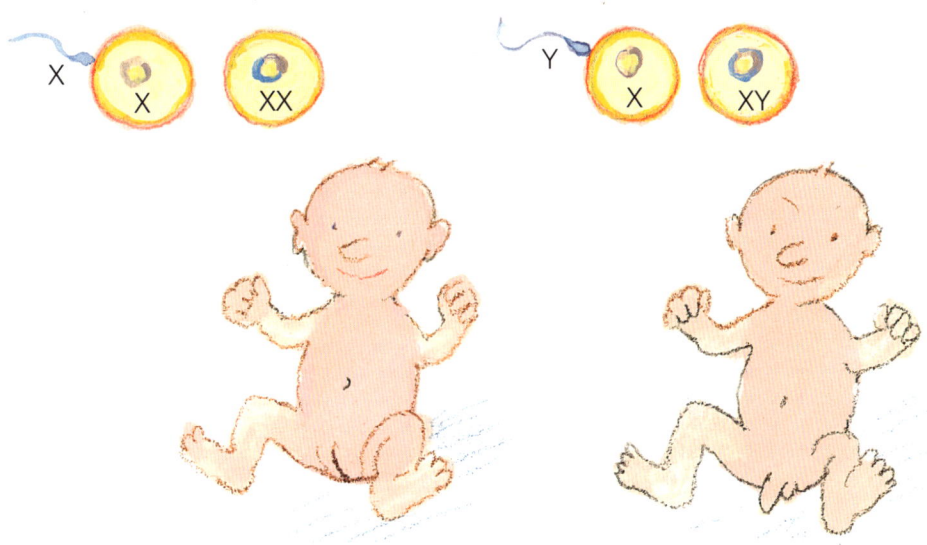

UN PETIT BOURGEON SUR UN GRAND ARBRE GÉNÉALOGIQUE

Lorsque les parents du bébé se sont rencontrés, et avant eux leurs parents et les parents de leurs parents, ils ont transmis à leurs enfants un héritage : les yeux bleus de l'un ou la couleur de peau de l'autre, la grandeur de leurs oreilles, le rythme de sommeil et bien d'autres choses encore, comme certaines maladies ou le groupe sanguin par exemple. Tout cela est inscrit dans les gènes.

Les gènes sont les petites particules qui forment les chromosomes, ce sont eux qui portent le message génétique. Ils sont un peu la mémoire de la famille. Dans chaque cellule, il y a de petits organismes qui s'occupent de l'énergie : ce sont les mitochondries. Elles ne sont transmises que par les femmes et elles aussi sont porteuses de mémoires très anciennes. Ainsi, de générations en générations, nos ancêtres nous ont laissé un peu de leurs connaissances et les traces de leurs expériences. Malheureusement ou heureusement chaque individu doit refaire ses propres expériences pour s'approprier vraiment les trésors du savoir-vivre en humain.

QUOI DE NEUF DANS UN ŒUF ?

Chaque spermatozoïde, chaque ovule porte sur ses chromosomes des gènes différents qui permettent des milliers de combinaisons différentes. C'est un peu comme un immense jeu de loto où les choix possibles sont énormes. C'est pour cela que dans une même famille il y a des gens qui se ressemblent beaucoup et d'autres pas du tout. Parfois cela peut même faire un peu de chagrin, on voudrait tellement ressembler à quelqu'un qu'on aime et admire, ou alors on se raconte que l'on a été secrètement adopté parce qu'on a un physique différent de ses frères et sœurs. Quand c'est comme ça, c'est toujours mieux d'en parler franchement avec ses parents.

Ainsi le bébé aura peut-être les yeux bleus du grand-père, qui les tenait de son arrière-grand-père, grenadier de Napoléon, le nez en trompette de la maman, les grands pieds du papa… Mais pas les yeux noirs de la tante, le petit menton de la grand-mère, ni les oreilles décollées de l'arrière-grand-oncle.

Ce qui est neuf dans chaque œuf, c'est cette combinaison. Personne au monde ne sait pourquoi c'est celle-là qui se réalise plutôt qu'une autre, mais ce qui est sûr, c'est que chaque bébé est unique : aucun autre bébé, même s'il est du même papa et de la même maman, ne sera pareil.

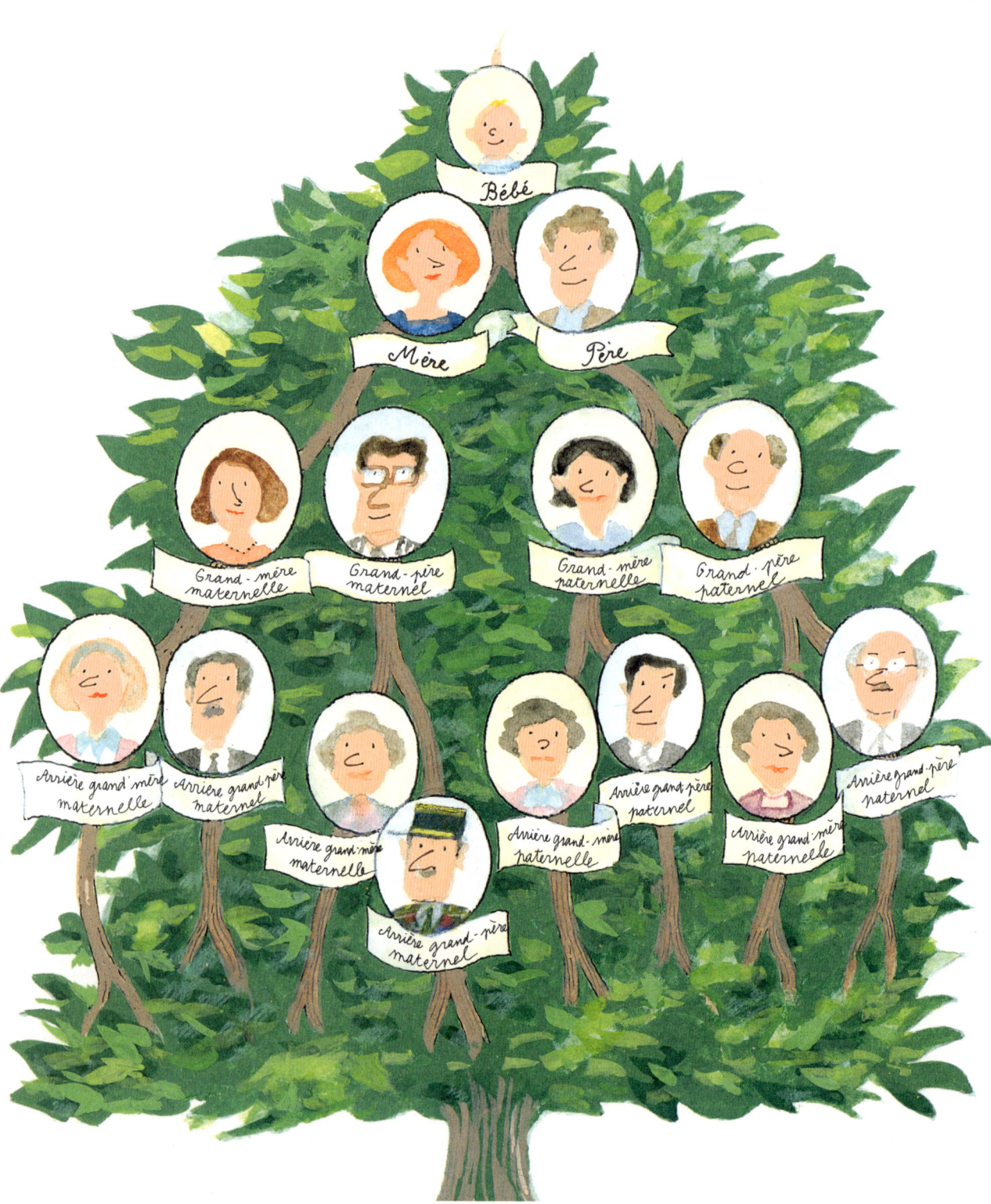

Dans ce bel arbre, nous avons suspendu les portraits de quatre générations d'une famille : les arrière-grands-parents, les grands-parents, les parents, le bébé.

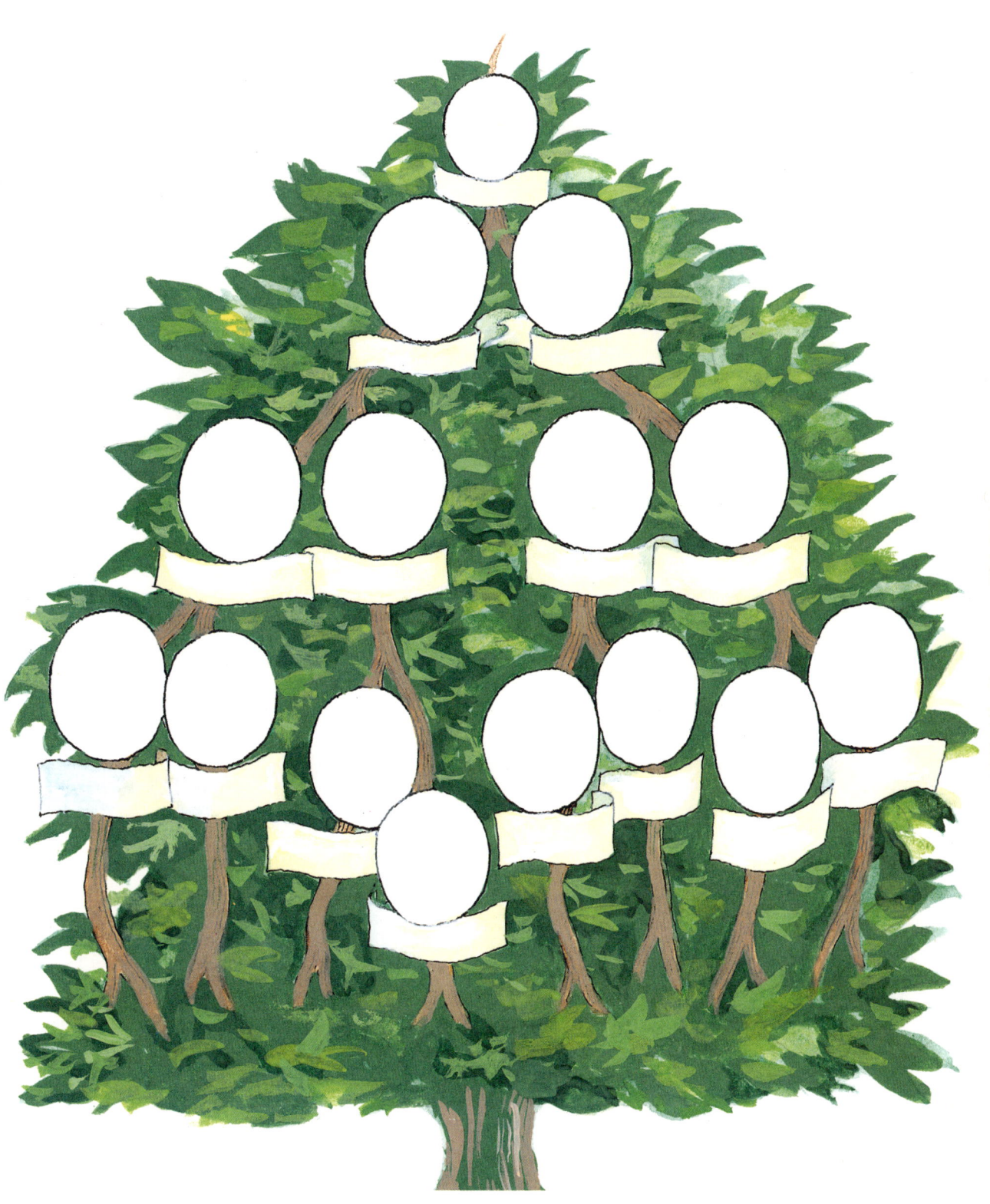

Amuse-toi à mettre les portraits des personnes de ta famille dans cet arbre.

CHAQUE BÉBÉ EST UNE SURPRISE

Si le papa et la maman ont tous les deux les yeux noirs, ils mettront en circulation plus de gènes « yeux noirs », il y aura donc plus de chances pour que leurs enfants aient les yeux noirs. Pour la couleur de la peau, c'est la même chose, c'est ce qui explique qu'il existe des races à l'intérieur desquelles les gens se ressemblent comme dans les familles.

Au contraire, lorsque les parents sont porteurs de gènes très différents, beaucoup de variations sont possibles : un papa à la peau noire et une maman à la peau blanche peuvent faire des bébés dont la couleur de peau peut varier du noir jusqu'au blanc en passant par beaucoup de nuances.

UNE EXCEPTION : LES JUMEAUX

Quand on trouve deux petites amandes dans une seule coque, on peut faire un vœu ou jouer à Philippine.

Il arrive aussi qu'il y ait deux bébés ensemble dans le ventre d'une maman. Cela arrive une fois sur cent naissances : ce sont des jumeaux.

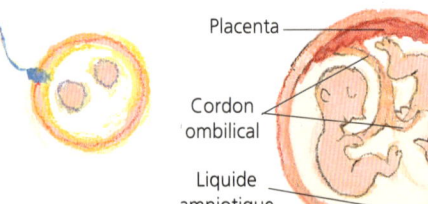

Placenta
Cordon ombilical
Liquide amniotique

Les vrais jumeaux : ils sont rares et leur histoire est étonnante. Un ovule rencontre un spermatozoïde. L'œuf se divise en deux, tous les gènes se divisent en deux ; les deux œufs ont ainsi le même héritage génétique : cela donne deux enfants du même sexe, presque totalement identiques. Parfois il est difficile, même pour leurs parents, de les reconnaître au premier coup d'œil et cela peut être troublant pour tout le monde. Heureusement il arrive souvent qu'un petit détail sur le visage les différencie, c'est plus commode. Mais si les vrais jumeaux se ressemblent énormément, ce sont quand même des êtres différents qui vivent des histoires différentes bien qu'en général ils restent extrêmement proches l'un de l'autre. Cela non plus n'est pas toujours facile pour leurs autres frères et sœurs ou pour leurs amoureux ! Mais pour les vrais jumeaux, c'est parfois difficile de supporter cet autre qui leur ressemble tellement.

Les faux jumeaux : deux ovules rencontrent deux spermatozoïdes. Les bébés peuvent ne pas être du même sexe et même ne pas se ressembler du tout. Leurs combinaisons génétiques sont différentes, mais seulement ils vivent ensemble les neuf premiers mois de leur vie dans l'utérus de leur mère. Ce passé commun est une chose très importante et le plus souvent fait d'eux des frères et sœurs très proches.

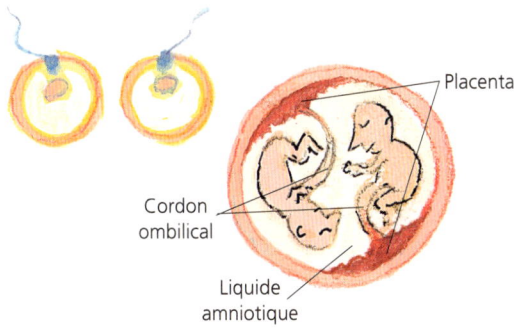

Vrais ou faux jumeaux, leur aventure d'avant la naissance est tout à fait différente des autres bébés. Ils se côtoient pendant ces neuf mois, aiment jouer ensemble, et on sait qu'ils se poussent l'un l'autre pour avoir plus de place. Quand il y a des jumeaux, celui qui naît le premier est l'aîné.

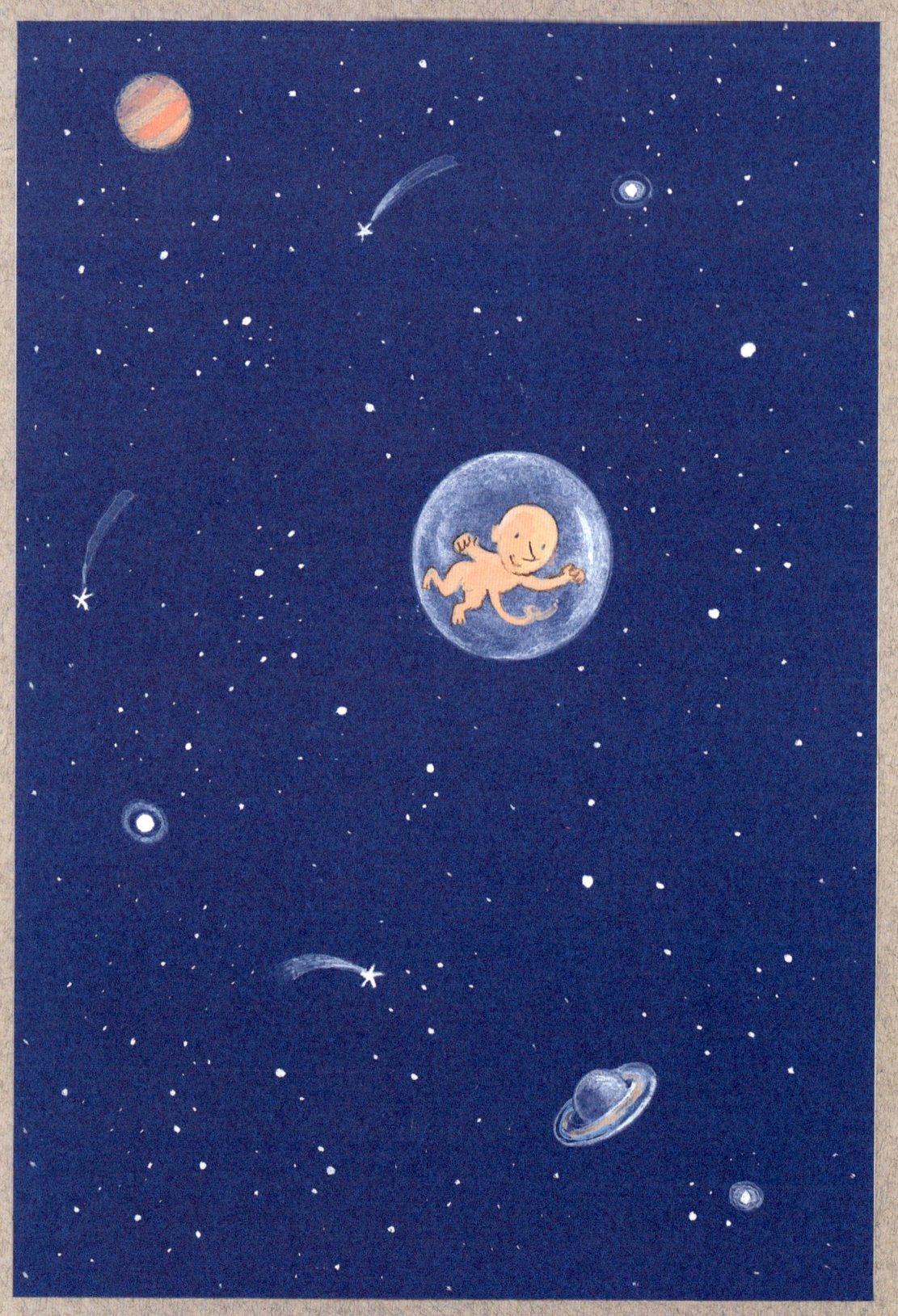

La planète bébé

La grossesse est commencée, en secret, dans le ventre de la mère. Les parents n'en savent rien encore, même s'ils espèrent. Certaines femmes disent qu'elles ont senti immédiatement qu'elles étaient enceintes ; d'autres ne se doutent de rien. L'enfant, lui, a déjà entamé le long chemin qui l'amènera à voir le jour : neuf mois, c'est aussi long qu'une année scolaire, mais quelle année ! La vie est au travail, à chaque seconde un événement se produit. Avec les gènes que lui ont transmis ses parents, l'enfant avance dans sa vie et s'adapte à chaque événement à sa manière unique. C'est comme cela que peu à peu, d'expériences en expériences, il devient lui-même, à nul autre pareil.

L'aventure du futur bébé commence par un voyage : en effet, alors qu'il grossit déjà, l'œuf doit quitter la trompe de Fallope pour descendre dans l'utérus où il va s'installer (il mettra environ quatre jours pour y parvenir). A ce moment-là, il ressemble à une toute petite mûre pleine de bosses. Pourtant le voyage s'est passé en douceur : pour l'aider, la trompe de Fallope s'est transformée en véritable tapis roulant, elle ondule et les milliers de petits cils qui tapissent ses parois aident l'œuf à glisser.

Arrivé dans l'utérus, il choisit sa place et s'y enfouit comme dans un nid : c'est la nidation.

LA VIE DANS LES PLIS

Tout ce qui permettra à l'œuf de vivre et de se développer se met en place : il faut du confort et de la nourriture pour qu'un tout petit œuf devienne un joli nouveau-né.

Le nid se construit : pendant tout son séjour dans le ventre de sa maman, le bébé est enveloppé comme dans une bulle par les membranes. Elles sont d'abord tout près de lui, puis, peu à peu, elles s'écartent sous la pression de l'eau qui les remplit : cette eau, c'est le liquide amniotique, le bébé flotte dedans comme un poisson dans l'eau, relié à sa maman par le cordon ombilical et le placenta.

Les membranes et le liquide amniotique forment un coussin plein d'eau qui protège le bébé des bruits trop forts et amortit les chocs.

Le placenta

Tout au long de leur aventure, le bébé et la maman doivent échanger beaucoup de choses pour que bébé puisse vivre. Alors, pour faire le lien, l'œuf crée très vite un organe merveilleux, le placenta.

Le placenta ressemble à un gros gâteau spongieux. D'un côté, il est accroché à la paroi de l'utérus, et de l'autre, il est à l'intérieur des membranes, relié au bébé par le cordon ombilical. Le sang du bébé et celui de sa maman circulent à l'intérieur du placenta, ils passent tout près l'un de l'autre, si près que, sans jamais se mélanger, ils peuvent faire des échanges.

Le cordon ombilical

Le cordon ombilical est une tige torsadée de vaisseaux sanguins, entourée d'une gelée molle et translucide. A la fin de la grossesse, ce cordon mesure cinquante centimètres de long environ et a un diamètre d'un centimètre et demi.

Il est comme un pont qui assure la circulation de la vie. Comme il est sans cesse traversé par du sang qui va du bébé au placenta et du placenta au bébé, il bat en permanence au rythme du cœur du bébé. Ces pulsations vont scander toute la vie du bébé avant sa naissance : c'est la musique d'avant toutes les musiques. Beaucoup de bébés s'amusent avec leur cordon et leur placenta. Certains pensent que c'est pour cela que les nouveau-nés aiment tellement les petites girafes en caoutchouc, leurs pattes fines et molles sont amusantes à toucher, elles rappellent le cordon perdu.

Artères ombilicales   Veine ombilicale

Les échanges

Les poumons du bébé ne fonctionnent pas encore, mais il a déjà besoin d'oxygène. Cet oxygène, la maman l'a pris dans l'air en respirant et il est passé dans son sang. Elle l'envoie au bébé par le placenta et le cordon ombilical ainsi que l'eau, les aliments et les vitamines qui lui sont nécessaires pour grandir : ils arrivent au bébé sous forme de minuscules petits morceaux invisibles à l'œil nu qu'on appelle des molécules.

Le placenta filtre des substances mauvaises pour le bébé, mais malheureusement il laisse passer les virus, l'alcool, les mauvaises substances des cigarettes et certains médicaments que la maman avale.

Le placenta stocke : par exemple le calcium et le fer dont le bébé aura besoin à un moment précis de son développement. Au cours de la grossesse, il évolue et fabrique des substances nécessaires au bébé, les hormones.

Le placenta élimine : le bébé se sert du placenta pour
se débarrasser de ses déchets inutiles. Par exemple, son pipi
qui est sans odeur, sans couleur et sans goût ; heureusement,
puisqu'il se mélange au liquide amniotique dans lequel
le bébé baigne mais qu'il avale aussi ! Ce liquide se renouvelle
en permanence.

Le placenta est un véritable ami qui rend au bébé des services
indispensables. C'est un trait d'union entre la mère et son enfant.
Il est en effet le seul organe que deux humains peuvent avoir en
commun. Il a une odeur assez forte et il fait un petit bruit très joli
qui ressemble un peu à celui que fait le vent en soufflant dans les
branches des arbres. C'est comme s'il chantait dans l'oreille du
futur nouveau-né pendant toute la grossesse. Dans certains pays,
et même en France il n'y a pas si longtemps, après la naissance
de l'enfant, on enterrait le placenta au pied d'un bel arbre,
un arbre fruitier de préférence : on pensait
qu'il aiderait cet arbre à donner de
bons et nombreux fruits, comme il
avait aidé la mère à avoir
un beau bébé. Dans tous
les pays il y avait de jolies
coutumes très originales
qui montraient le respect
que l'on avait pour le placenta.

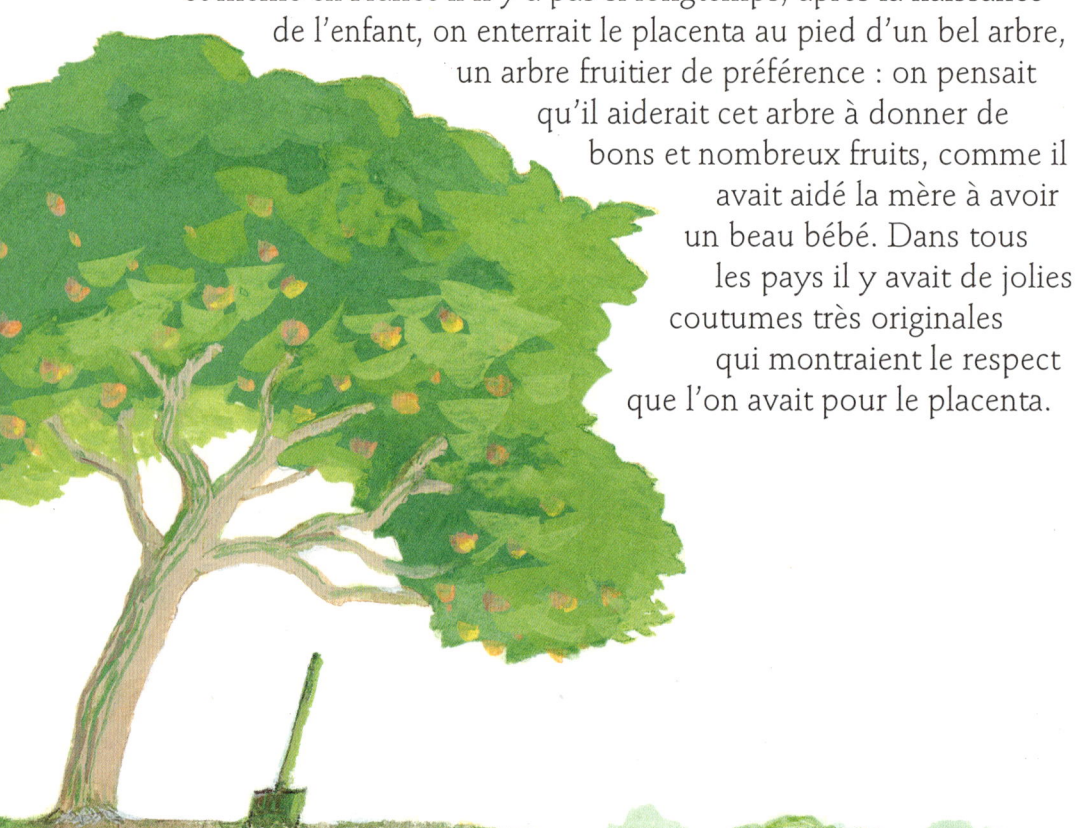

UN PETIT HOMME POUSSE

Ces trois premiers mois sont les plus extraordinaires : c'est une véritable explosion de vie.

Pendant les premiers jours, l'œuf est une toute petite grappe de cellules qui se multiplient, toutes pareilles.

Et tout à coup tout change : très vite les cellules produisent d'autres cellules qui ne leur ressemblent plus et qui se spécialisent pour réaliser des projets différents.

Le futur bébé se transforme à chaque instant alors que personne, sauf ses parents s'ils ont guetté les signes de sa présence, ne sait qu'il est là, bien caché dans le ventre encore plat de sa mère, à l'abri dans sa bulle transparente. Il existe un autre mot plus joli pour désigner le ventre, c'est le giron. Il signifie le ventre de tendresse, très différent du ventre qui digère. On ne l'emploie plus beaucoup aujourd'hui, malheureusement. Même très petit, l'être humain est déjà très sensible, il se développe mieux dans la douceur et la tendresse.

UN ŒUF PLEIN DE PROJETS

Dans chaque cellule, il y a un noyau, c'est la partie intelligente de la cellule; c'est là que sont les chromosomes. Grâce à eux le noyau contient un programme qui est un peu comme celui d'un ordinateur. On l'appelle le programme génétique. C'est lui qui détient le plan du projet de vie, celui qui va permettre à ce petit œuf de devenir un être humain complet.

Les étapes de ce plan sont les mêmes pour tous les bébés du monde lorsque tout se passe normalement.

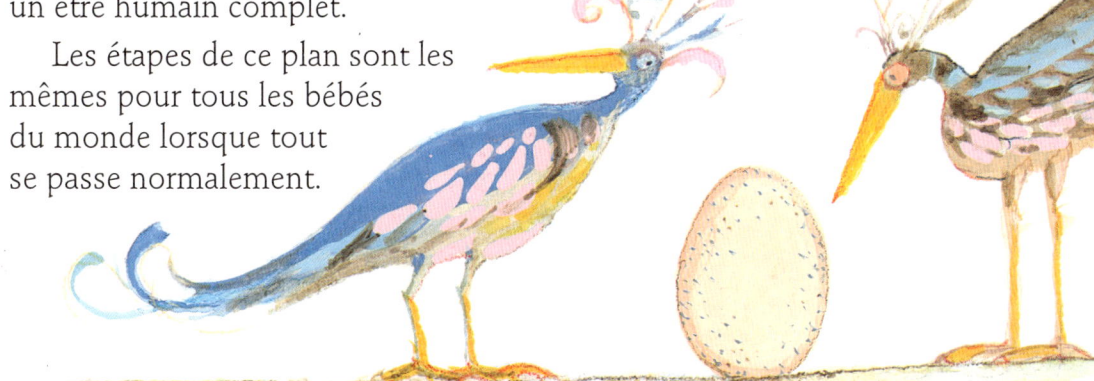

L'EMBRYON FAIT SES FEUILLES

Quinze jours après la fécondation, l'œuf est une petite plaque d'un millimètre de long.

A la troisième semaine, cette petite plaque se divise en trois feuillets, exactement comme si c'était de la pâte feuilletée. Les trois feuillets vont peu à peu s'enrouler sur eux-mêmes pour donner l'embryon : c'est ainsi qu'on appelle le bébé pendant les deux premiers mois de sa vie dans le ventre de sa mère.
– Le premier feuillet, celui qui est à l'intérieur, donnera les organes digestifs.
– Le deuxième feuillet, celui du milieu, donnera le squelette, les muscles, le cœur, les poumons et les reins.
– Le troisième feuillet, celui qui est à l'extérieur, donnera tous les organes qui servent à communiquer : la peau, le système nerveux, les organes des sens (yeux, oreilles, etc.).

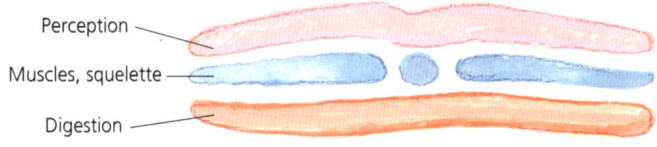

UN PETIT CŒUR BAT

A la troisième semaine, le cœur de ce tout petit embryon commence à battre, en secret très souvent.

A la fin du premier mois, l'embryon mesure quatre à cinq millimètres et vit dans une petite sphère d'un centimètre et demi de diamètre. Il est enroulé sur lui-même ; à une extrémité, il a une partie un peu renflée qui sera sa tête, à l'autre, une partie effilée qui formera le bas du corps. Il ressemble encore à un tout petit têtard avec une queue mais pas de pattes. Il nage déjà dans le liquide amniotique qui le protège contre les chocs venus du monde extérieur. C'est une petite piscine à sa mesure.

LE FŒTUS SE DESSINE

C'est pendant le deuxième mois que l'apparence de l'embryon se transforme : son visage commence à se dessiner, les bras et les jambes apparaissent sous forme de petites palettes.

La tête se redresse, les oreilles prennent place, les yeux se recouvrent de paupières qui sont entièrement fermées, les doigts se dessinent avec les endroits où apparaîtront les ongles.

Les organes se mettent en place, ils sont minuscules mais très semblables à ce qu'ils seront définitivement.

Les organes génitaux se développent et si l'on pouvait les voir, on saurait maintenant si le bébé est un garçon ou une fille. À présent, même s'il ne mesure que trois centimètres de longueur et ne pèse que trois grammes, son corps est vraiment celui d'un petit d'homme, si bien qu'au début du troisième mois, ce minuscule être humain ne s'appelle plus un embryon mais un fœtus. En général, sa mère sait à ce moment-là qu'elle attend un enfant et ses parents se préparent à l'accueillir.

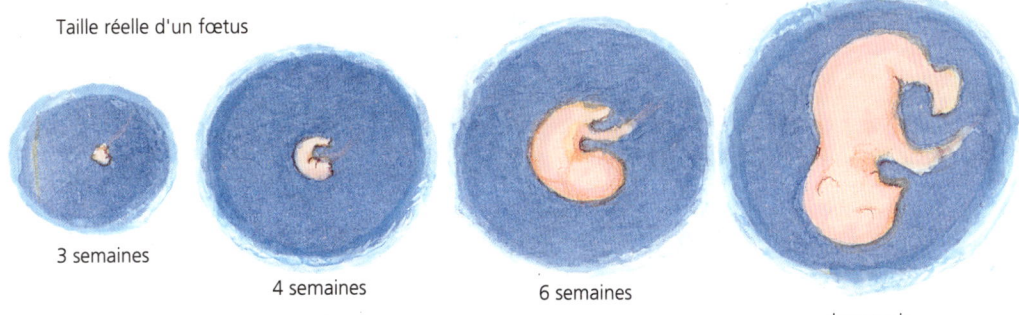

Taille réelle d'un fœtus

3 semaines

4 semaines

6 semaines

deux mois

D'OÙ VIENNENT LES PARENTS ?

Sans bébé, pas de parents ! Ce tout petit œuf niché dans l'utérus transforme un homme et une femme en parents. Les voilà responsables chacun et ensemble de ce projet de vie. Ils rêvent ce bébé en devenir. Fille ou garçon ? Comment l'appellera-t-on ? Comment sera-t-il ? Comment sera-t-elle ? Jamais comme on l'imagine.

Ils avaient des vies différentes, chacun sa famille, chacun ses souvenirs, chacun ses projets, et voilà que le bébé va tout chambouler. C'est un engagement très important, et souvent ils ont un peu peur et se demandent s'ils seront capables d'être de bons parents. Ils oublient que leurs enfants les aideront à condition qu'ils acceptent de se laisser aider. Et même s'ils se séparent et défont leur vie d'amoureux, rien ni personne au monde ne pourra défaire cela. Dans le cœur d'un enfant, ses parents sont inséparables et ne se disputent jamais.

Les fils des vies se mélangent pour former un tissu : sa famille. Une famille qui existe, qu'elle soit unie ou pas. Quel grand changement ! Car ce n'est pas pareil d'être un, puis deux, puis trois ou quatre ou plus, et parfois simplement deux si les parents vivent séparément.

Il y a des enfants qui vivent seuls avec leur père ou avec leur mère pour une raison ou pour une autre. Pourtant ils sont pour toujours l'enfant d'un homme et d'une femme. Personne n'a le droit de leur demander d'oublier cela. Même si on ne voit jamais son père ou sa mère, on a le droit de l'aimer et d'aimer sentir en nous des choses qui viennent de lui ou d'elle.

Il y a des enfants qui ne sont pas élevés par leurs parents de naissance qui les ont confiés à un homme et une femme qui désiraient adopter un enfant. C'est douloureux de se séparer de sa mère de naissance après neuf mois d'intimité, mais cela peut être aussi une très belle histoire d'amour. Chaque enfant garde, même s'il ne s'en rend pas compte, les traces de ce qu'il a vécu dans le ventre de sa mère, c'est son trésor secret.

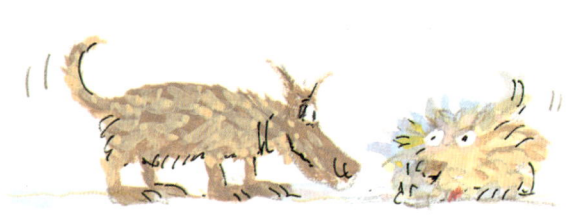

LE BÉBÉ CRÉE DES LIENS

Se fabriquer une famille, c'est rapprocher deux familles différentes.

Quelque part dans la même ville ou à des kilomètres les uns des autres, quatre adultes, qui parfois ne se connaissent pas, sont déjà liés entre eux par le bébé : les voilà grands-parents du même enfant. Si leurs parents sont encore vivants, cela fait huit arrière-grands-parents qui vont avoir l'occasion de faire connaissance.

Avec ses frères, ses demi-frères et demi-sœurs s'il en a, ses oncles, ses tantes, ses cousins et cousines, le bébé vient prendre sa place dans le cercle de la famille.

Chaque famille a ses habitudes qui dépendent parfois de la région dans lequel elle habite. On ne vit pas de la même façon dans le sud et dans le nord, on cuisine différemment dans l'est et dans l'ouest, et dans chaque famille chacun est différent. Pas étonnant que souvent il y ait des histoires un peu compliquées dans les familles. Les naissances sont des occasions de se retrouver, de se rencontrer, de s'apprécier et parfois de se fâcher, mais, avec de l'amour, de l'humour et du respect, on arrive en général à arranger les choses. Les bébés, dans leurs berceaux, l'air de rien, sont de grands rassembleurs.

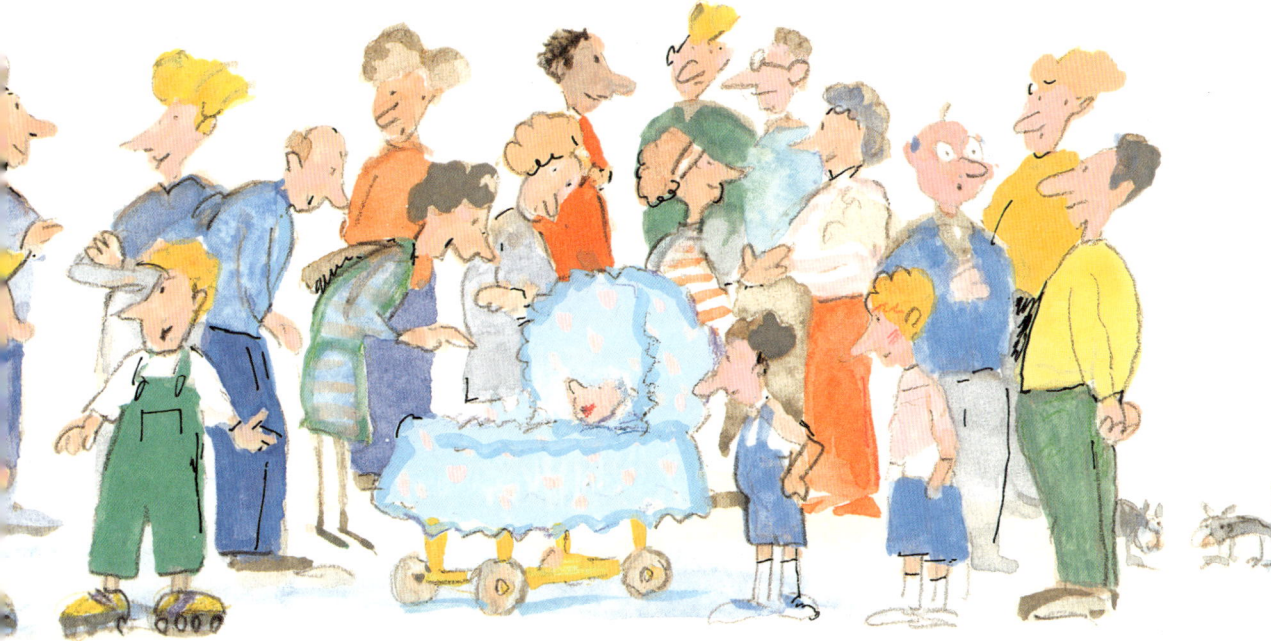

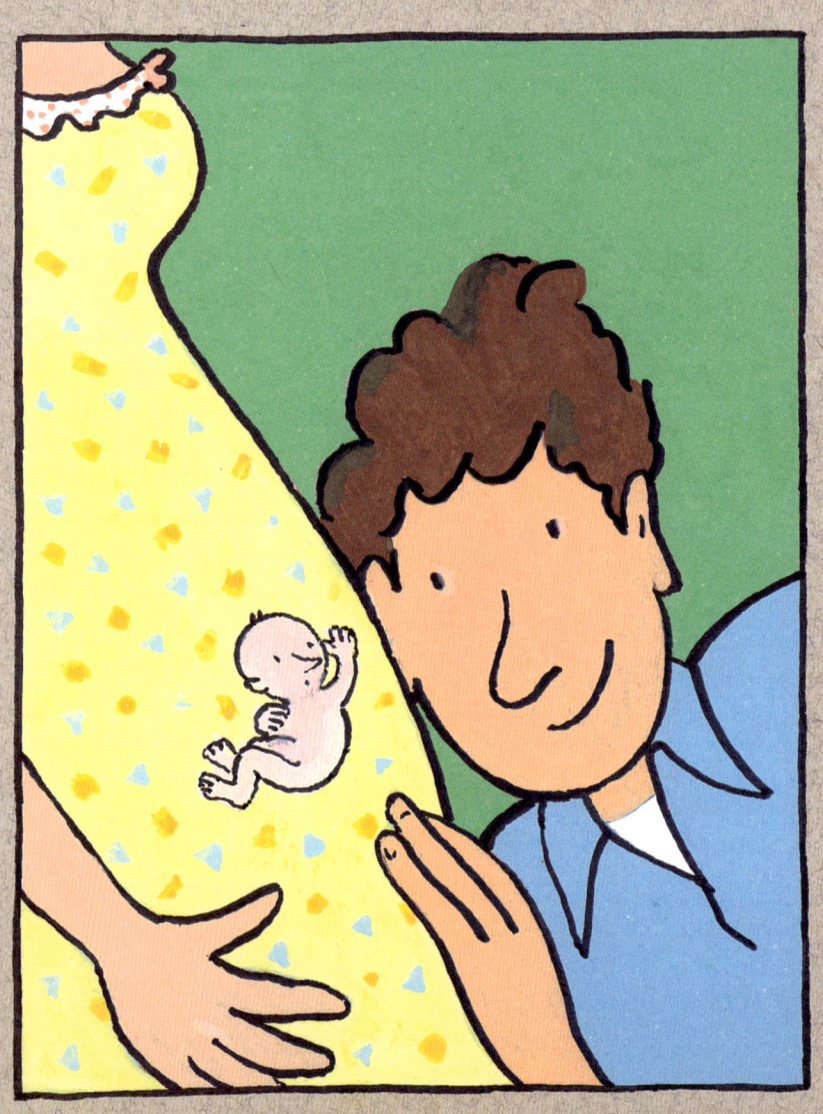

Signes de vie

Au tout début de la grossesse, le bébé est si discret qu'il faut vérifier qu'il est bien là, même si on ne le sent pas. Une maman impatiente se doute qu'il est là dès qu'elle a un retard de règles. Elle a senti les signes qui le lui ont fait espérer : un grand besoin de dormir, ou parfois des vomissements, ou des seins un peu gonflés et douloureux, peut-être des envies farfelues qui font sourire. Pour être tout à fait sûre, elle a fait un test de grossesse. Il était positif, c'est parti pour la grande aventure !

Au bout de trois mois, le bébé a déjà fait un chemin très important pour arriver à mettre en place tous ses organes, ceux qui assurent sa survie et ceux qui lui permettent d'être en relation avec le monde extérieur et de communiquer avec lui.

A partir de là, toutes les expériences nouvelles vont stimuler son système nerveux, ses organes des sens et les aider à se développer. Le bébé est de plus en plus réceptif, il déploie son petit univers de sensations et prend même des habitudes. Il peut maintenant apprendre et, aidé par ses parents, partager le plaisir de communiquer. En même temps que son corps se développe, sa personnalité commence à se former : le monde extérieur lui fait signe et il a déjà envie de répondre.

Sa mère peut le bercer de l'intérieur et lui, sentant cela, réagit tout de suite en accompagnant le mouvement. Si le père pose une main tendre et légère sur le ventre de sa compagne, le bébé vient se blottir au-dessous ; même si les parents ne s'en rendent pas bien compte, ils sont déjà trois. Ces bébés qui ont l'habitude de jouer ainsi très tôt sont très éveillés dès leur naissance.

QUATRIÈME MOIS : ÇA BOUGE

Au début du quatrième mois, le bébé mesure environ quatorze centimètres, il grossit et l'utérus s'étire pour lui faire plus de place. C'est parce qu'il bouge bien qu'il se fait peu à peu une place plus grande. C'est à cette époque que le ventre de sa mère s'arrondit et tout le monde sait maintenant qu'elle attend un enfant. On la regarde autrement, on lui laisse une place pour s'asseoir, on lui raconte plein d'histoires de bébés et de femmes enceintes, on fait des plaisanteries avec le père.

Il y a des gens contents de la venue du bébé, mais d'autres pas contents du tout, certains même sont très jaloux : c'est toute une histoire, ce ventre qui grossit et dans lequel quelqu'un se met à bouger !

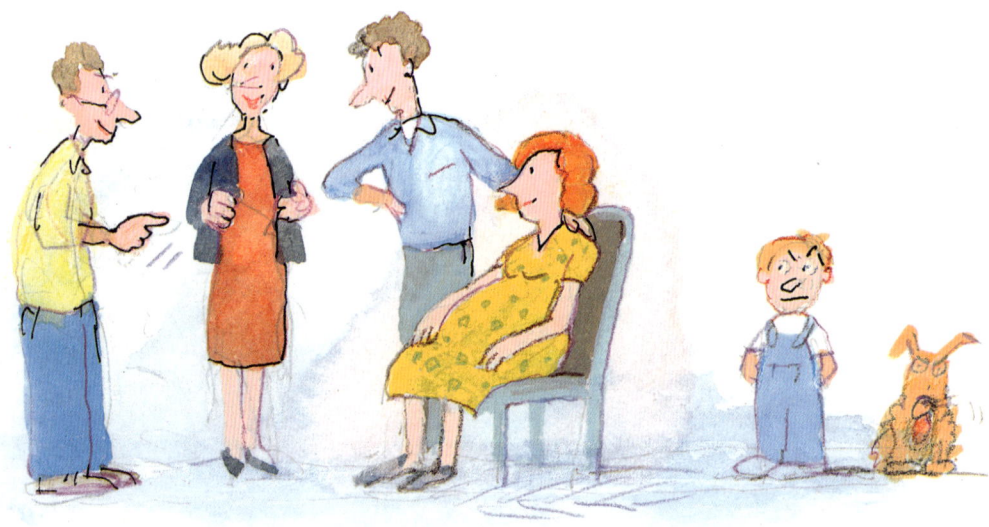

TOC TOC ! C'EST MOI !

Un petit frémissement sous la peau du ventre ou un petit bond comme celui d'un poisson ou bien un glissement soyeux : personne n'a rien vu, la maman seule a senti que quelque chose de nouveau se passait à l'intérieur de son ventre. Depuis longtemps déjà le bébé se déplaçait ou remuait, mais il était si petit que sa maman ne le sentait pas. Tout à coup elle sent que son bébé lui fait signe. Maintenant ils sont ensemble et à l'écoute l'un de l'autre.

A l'intérieur de sa maison liquide, il remue dans l'eau qui est douce sur sa peau. Bientôt, quand il aura encore grossi, à partir du cinquième mois, on pourra suivre ses mouvements en posant les yeux ou bien la main sur le ventre de la maman. Quand un bébé a l'habitude qu'on lui propose de jouer, il va lui-même prendre l'initiative de montrer à ses parents comment il a envie de se balancer dès qu'ils posent des mains attentives sur le giron d'un côté et de l'autre. Quand la mère est fatiguée ou énervée et que le père la prend dans ses bras tendrement, tout devient plus souple et doux autour du bébé. C'est là une bonne façon de sentir que papa est là.

À six mois, le bébé ressemble déjà à un nouveau-né. Sa tête est seulement un peu plus grosse par rapport à son corps. Mais ses bras, ses jambes, ses pieds et ses mains sont là, on peut compter les petits doigts. Et, surtout, ses petites oreilles fonctionnent.

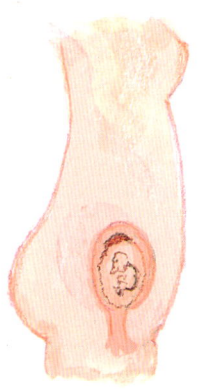
Le bébé à trois mois

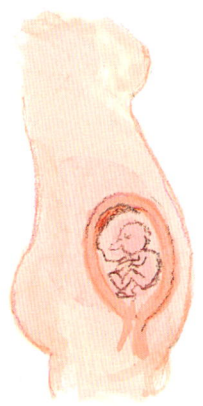
à cinq mois

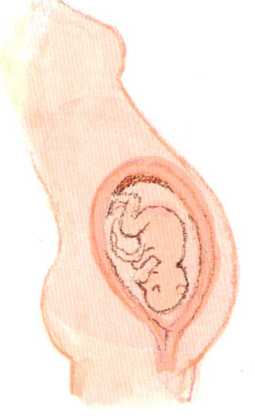
à six mois

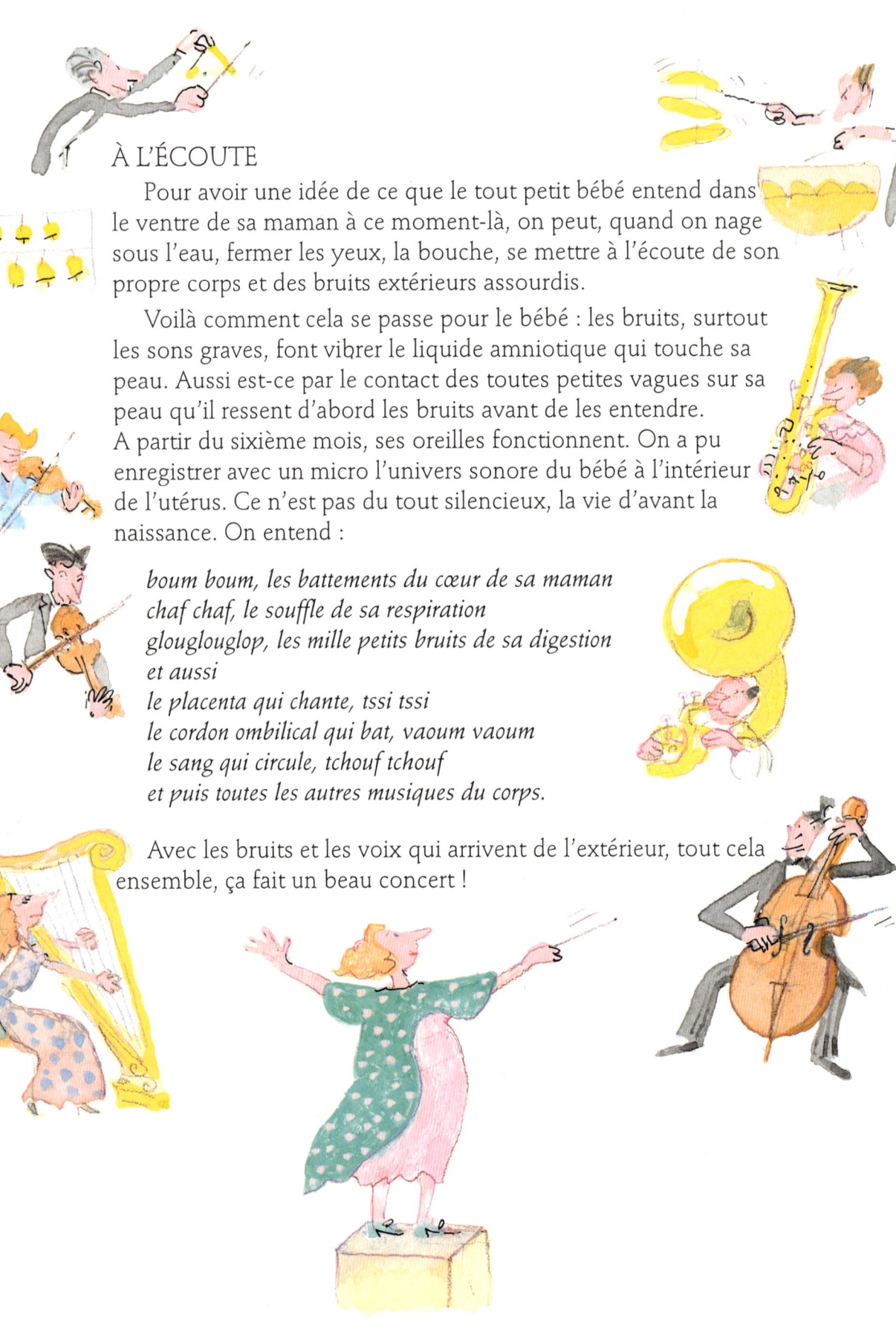

À L'ÉCOUTE

Pour avoir une idée de ce que le tout petit bébé entend dans le ventre de sa maman à ce moment-là, on peut, quand on nage sous l'eau, fermer les yeux, la bouche, se mettre à l'écoute de son propre corps et des bruits extérieurs assourdis.

Voilà comment cela se passe pour le bébé : les bruits, surtout les sons graves, font vibrer le liquide amniotique qui touche sa peau. Aussi est-ce par le contact des toutes petites vagues sur sa peau qu'il ressent d'abord les bruits avant de les entendre.
A partir du sixième mois, ses oreilles fonctionnent. On a pu enregistrer avec un micro l'univers sonore du bébé à l'intérieur de l'utérus. Ce n'est pas du tout silencieux, la vie d'avant la naissance. On entend :

boum boum, les battements du cœur de sa maman
chaf chaf, le souffle de sa respiration
glouglouglop, les mille petits bruits de sa digestion
et aussi
le placenta qui chante, tssi tssi
le cordon ombilical qui bat, vaoum vaoum
le sang qui circule, tchouf tchouf
et puis toutes les autres musiques du corps.

Avec les bruits et les voix qui arrivent de l'extérieur, tout cela ensemble, ça fait un beau concert !

LE FIL DE LA VOIX

Les conversations entre ses parents et ses frères et sœurs rendent leurs voix et leurs intonations familières au bébé. On sait qu'il perçoit le bruit des voix venant de l'extérieur, celle de son père en particulier, il aime bien cette voix-là : on a remarqué que certains bébés se déplacent dans l'utérus pour venir de son côté et mieux l'entendre. Grâce à cette voix qui s'éloigne et se rapproche, les enfants peuvent sentir avant de naître que l'espace existe autour de leur abri liquide et clos.

La voix de sa mère, elle, ne le quitte jamais. A la naissance, comme le petit poussin, le bébé la reconnaît : le poussin qui sort de sa coquille retrouve tout seul sa maman poule, même si elle n'est pas à côté de lui. Il lui suffit de l'entendre caqueter pour savoir que c'est cette maman-là qui l'a couvé. Les bébés humains reconnaissent la voix de leur mère parmi des dizaines d'autres. Ils la préfèrent à toutes les autres, surtout quand elle leur parle vraiment en s'adressant à eux pour leur dire des choses intéressantes.

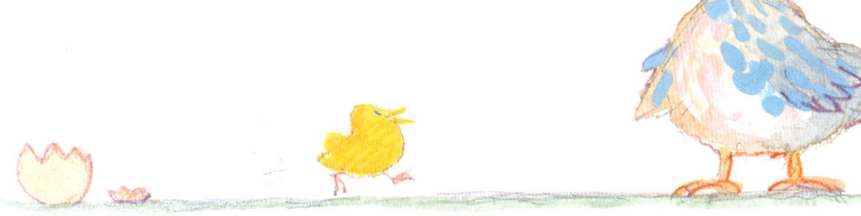

Il ne faut donc pas se priver du plaisir de parler au bébé, même avant sa naissance : si plus tard la vie l'inquiète, ces voix qui l'ont accompagné pourront l'aider à se rassurer. On sait maintenant que plus un bébé communique avant sa naissance, plus son intelligence est éveillée, mais ce n'est pas une raison pour essayer de commencer à leur faire apprendre les langues étrangères ou les mathématiques avant la naissance ! À cet âge-là ce qui compte, c'est le plaisir d'être ensemble, on a toute la vie pour apprendre.

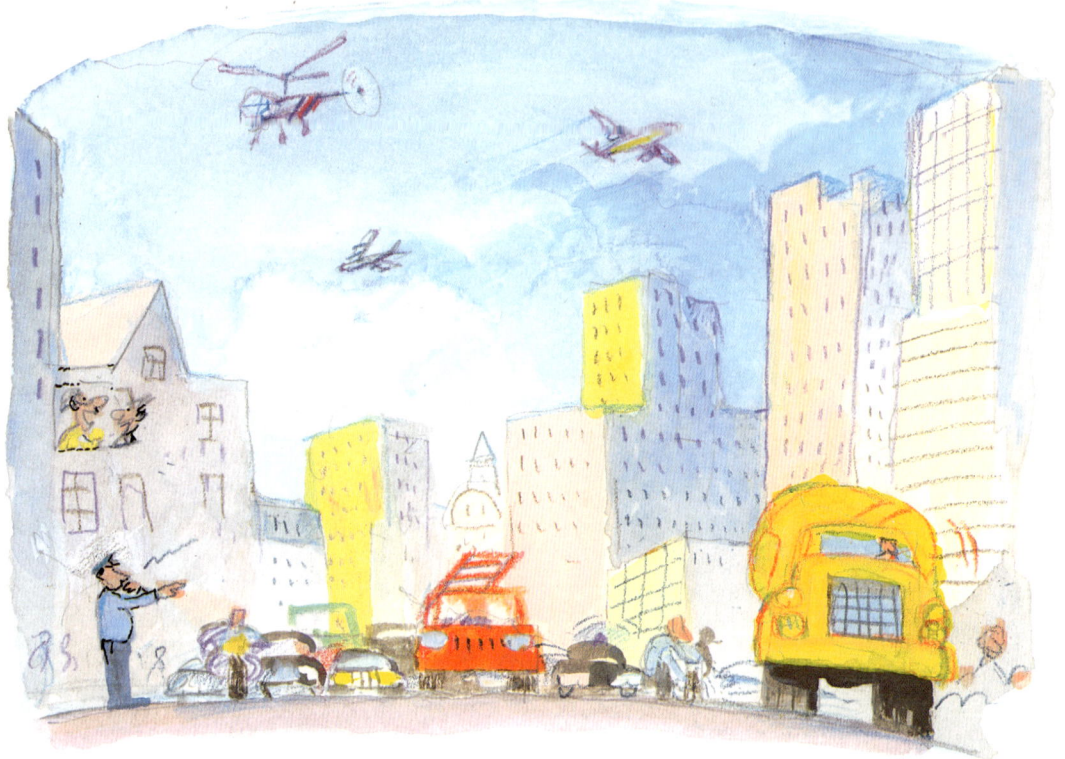

LA RUMEUR DU MONDE

Quand il y a de la musique, le bébé peut l'écouter. On peut ainsi lui faire partager le plaisir des disques et des concerts. Mais il a déjà ses préférences : on connaît des bébés qui se mettent à gigoter si fort qu'ils obligent leur maman à arrêter le disque ou à quitter la salle de concert s'ils n'apprécient pas la musique qu'elle écoute. Quand un bébé a décidé que sa mère devait changer de musique, c'est bien rare qu'il n'y arrive pas.

Le bébé dans le ventre de sa maman apprend à connaître les bruits et il s'y accoutume, le bruit des avions par exemple : c'est un bruit qui ne gênera pas le bébé après sa naissance s'il y a été habitué auparavant. A condition bien sûr que sa maman ne sursaute pas à chaque fois.

Mais il peut y avoir aussi des bruits violents, des portes qui claquent, des objets qui tombent, des cris de gens qui se disputent : ces bruits-là, c'est dérangeant, tous ceux qui sont déjà nés peuvent le dire.

On pense que certains bébés, lorsqu'ils ne veulent pas entendre ces bruits désagréables, peuvent se coller la tête tout contre le placenta pour retrouver la petite chanson bien connue.

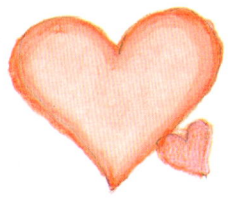

CŒUR À CŒUR

Le bébé est si bien placé tout près du cœur de sa maman qu'il est le premier à ressentir ses joies et ses peurs : si elle est émue, surprise ou effrayée, son cœur se met à battre plus vite, celui du bébé aussi ; ils battent ensemble et le bébé manifeste son émotion en déglutissant plus souvent. Déglutir, c'est le mouvement que nous faisons pour avaler. Ils sont si proches l'un de l'autre qu'on a prouvé que quand une mère pense affectueusement à son enfant, le cœur de son bébé bat plus régulièrement et se calme.

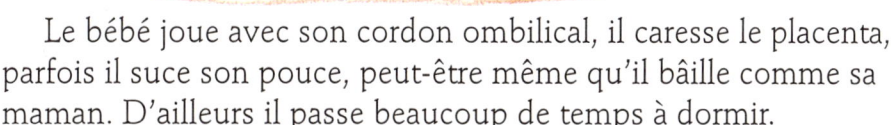

Le bébé joue avec son cordon ombilical, il caresse le placenta, parfois il suce son pouce, peut-être même qu'il bâille comme sa maman. D'ailleurs il passe beaucoup de temps à dormir.

Et puis il y a aussi des moments de récréation. Quand la maman se repose, les parois de l'utérus sont plus souples. Le bébé peut encore mieux changer de place et s'étirer.

Lorsqu'il aura bien grossi, on pourra s'amuser à deviner si c'est son pied, sa tête ou son coude qu'il vient ainsi faire caresser.

LES GOÛTS DE LA VIE

Pendant le début de la grossesse, le bébé ne se sert pas de sa bouche pour se nourrir, mais il s'amuse à avaler, à la fin il avale du liquide pour y prendre des calories. C'est peut-être une façon de se préparer aux mouvements qu'il lui faudra faire pour se nourrir quand il sera né. C'est ainsi qu'il devient sensible aux goûts, car le goût du liquide amniotique change : il dépend de ce que mange la maman, mais aussi de ses émotions. Si elle a peur ou si elle est paisible, le liquide n'aura pas le même goût.

Si le liquide amniotique est sucré, le bébé déglutit deux fois plus vite. C'est peut-être de là que vient le goût des sucreries.

Le liquide amniotique peut aussi prendre une très légère odeur si les menus de la mère sont très forts : on connaît des bébés indiens qui, à leur naissance, sont très légèrement parfumés au curry !

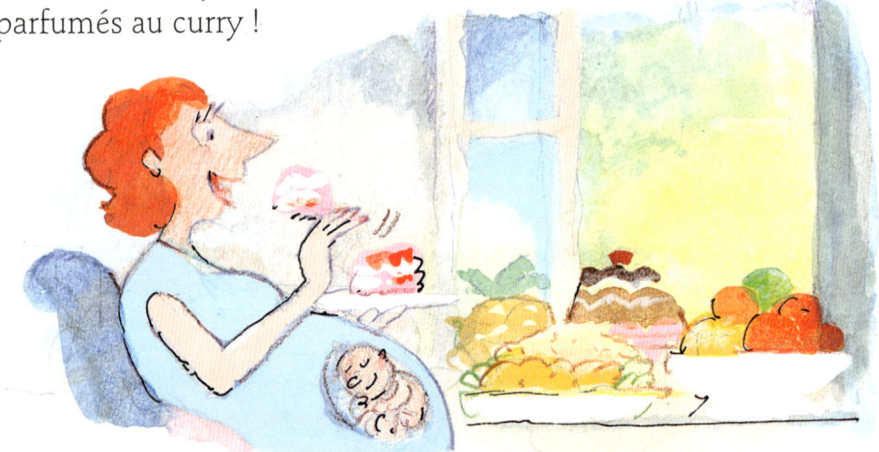

PREMIÈRES LUEURS

La lumière sera l'une des grandes découvertes du bébé à sa naissance. Mais sa vision se développe tout doucement, si bien qu'un peu avant sa naissance, on peut lui faire signe avec une lumière très forte qu'on approche du ventre de sa mère : le bébé répond en s'approchant. Il perçoit la lumière un peu tamisée comme nous lorsque nous savons, avant même d'ouvrir les yeux, que le soleil est levé ou la lumière allumée.

FIN PRÊT

Le bébé est maintenant presque prêt à naître : plus qu'un mois pour les derniers préparatifs.

S'il était un peu trop pressé et qu'il naisse maintenant, ce ne serait pas grave pour lui : il serait seulement un peu moins potelé, un peu plus fragile, et il se priverait de ce dernier mois de nid douillet.

Dehors, il fera moins chaud : son corps s'enveloppe d'un petit édredon de tissus graisseux.

Dehors, il faudra bouger sans être porté par l'eau : ses muscles et ses os se fortifient.

Pendant ce dernier mois, il prend environ un kilo. Sa maman aussi a beaucoup grossi, elle est un peu encombrée par ce gros ventre et se fatigue facilement. Elle sent que le bébé est plus calme en elle : comme il a maintenant moins de place dans l'utérus, il bouge moins, mais il a toujours autant besoin de contacts affectueux et reste bien à l'écoute de tout ce qui l'entoure.

Bientôt il prend la position qu'il aura pour naître : la tête la première, légèrement inclinée, ses bras et ses jambes repliés sur sa poitrine.

Certains d'entre nous aiment bien retrouver plus tard la position fœtale, pour s'endormir par exemple, ou bien quand ils ont des soucis ou qu'ils sont tristes.

Tout le monde attend maintenant impatiemment le grand jour : on va enfin pouvoir faire connaissance.

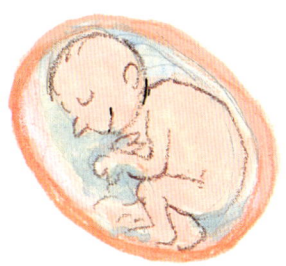 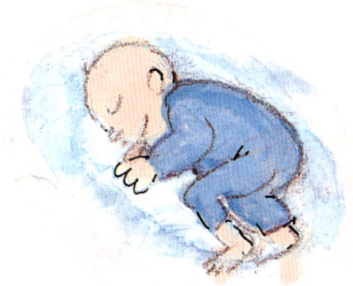

UNE JOURNÉE

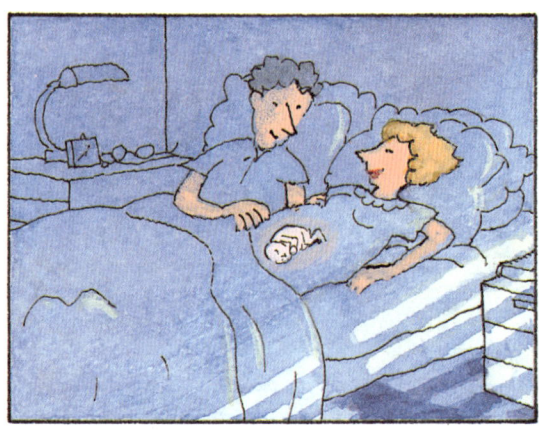

Bonjour à tous les trois !

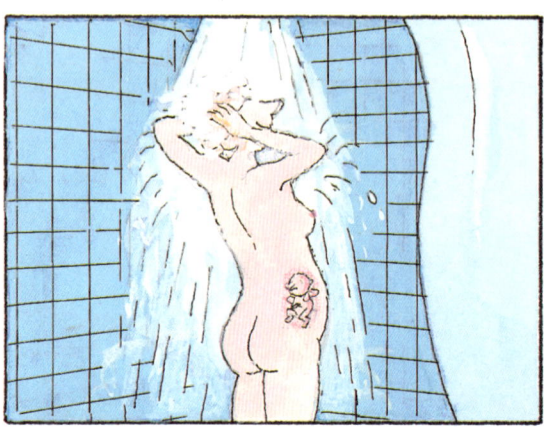

Quelle détente, une bonne douche !

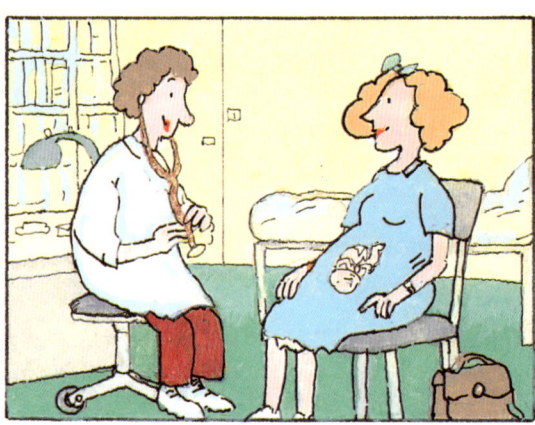

La consultation chez le médecin.

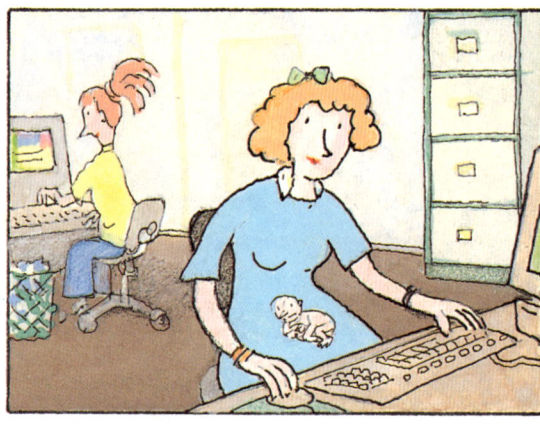

Quel inconfort pour la maman et le bébé de rester assis trop longtemps !

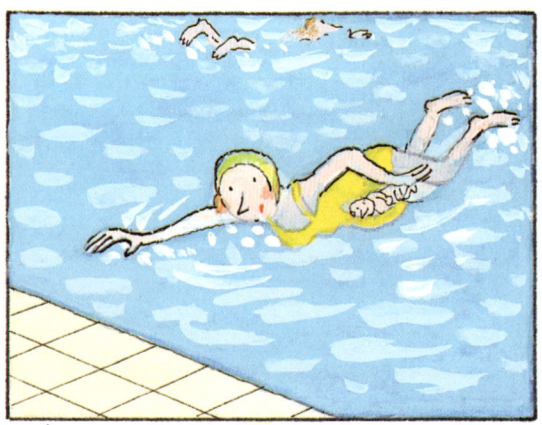

À la piscine, comme deux poissons dans l'eau !

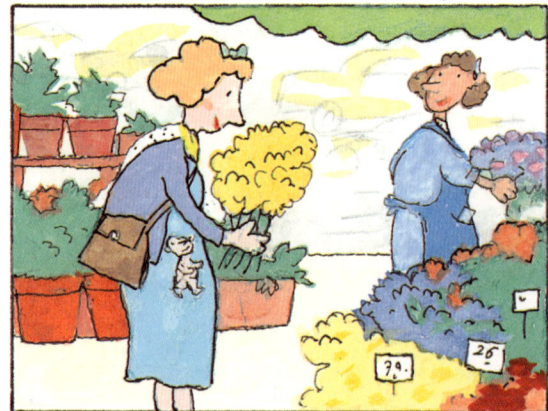

Dommage ! Le parfum des fleurs ne parvient pas au bébé.

À DEUX

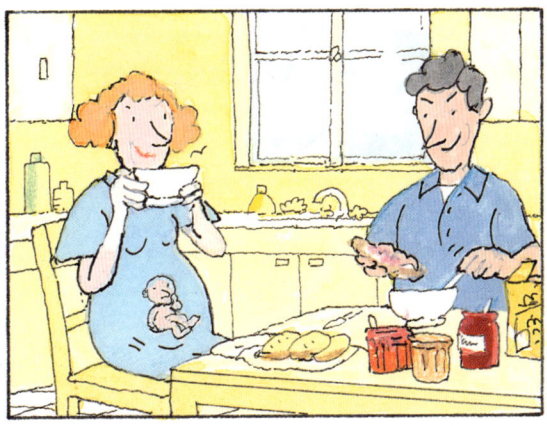
Un petit déjeuner bien complet.

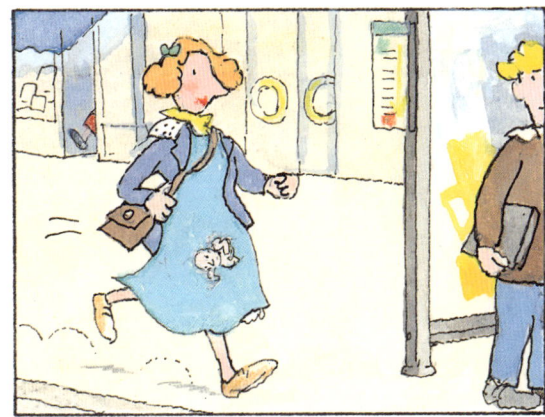
Courir pour attraper l'autobus secoue un peu...

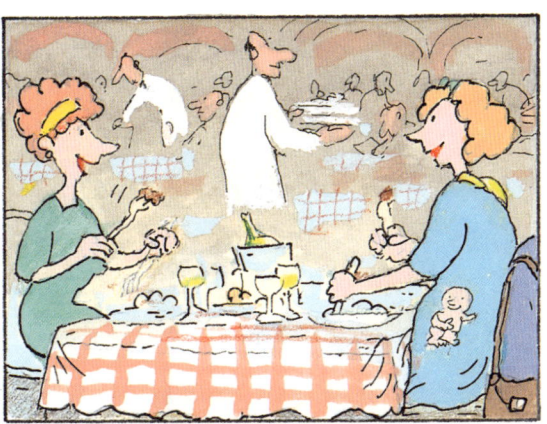
De qui parlent-elles ? Du bébé peut-être...

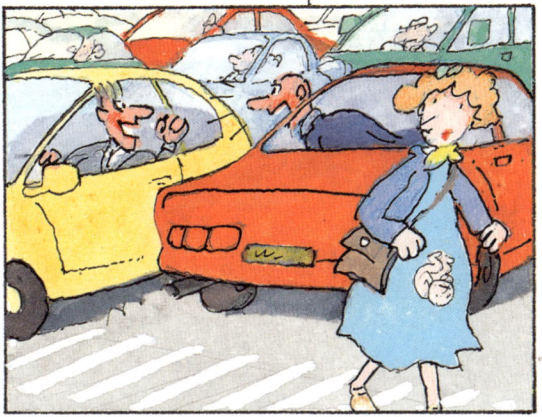
Une dispute, c'est toujours désagréable...

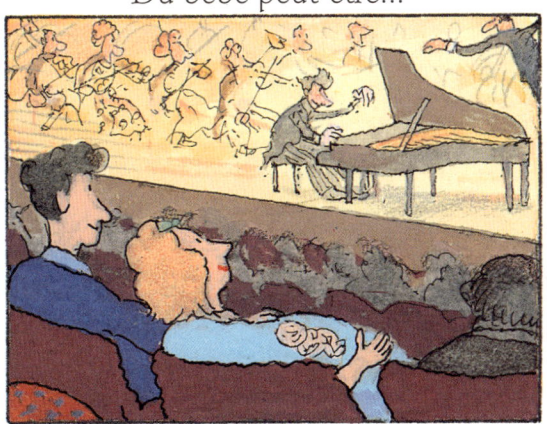
Mozart, bébé aime bien !

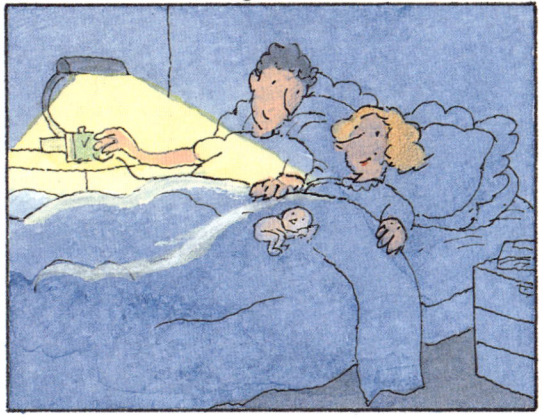
Bonsoir à tous les trois !

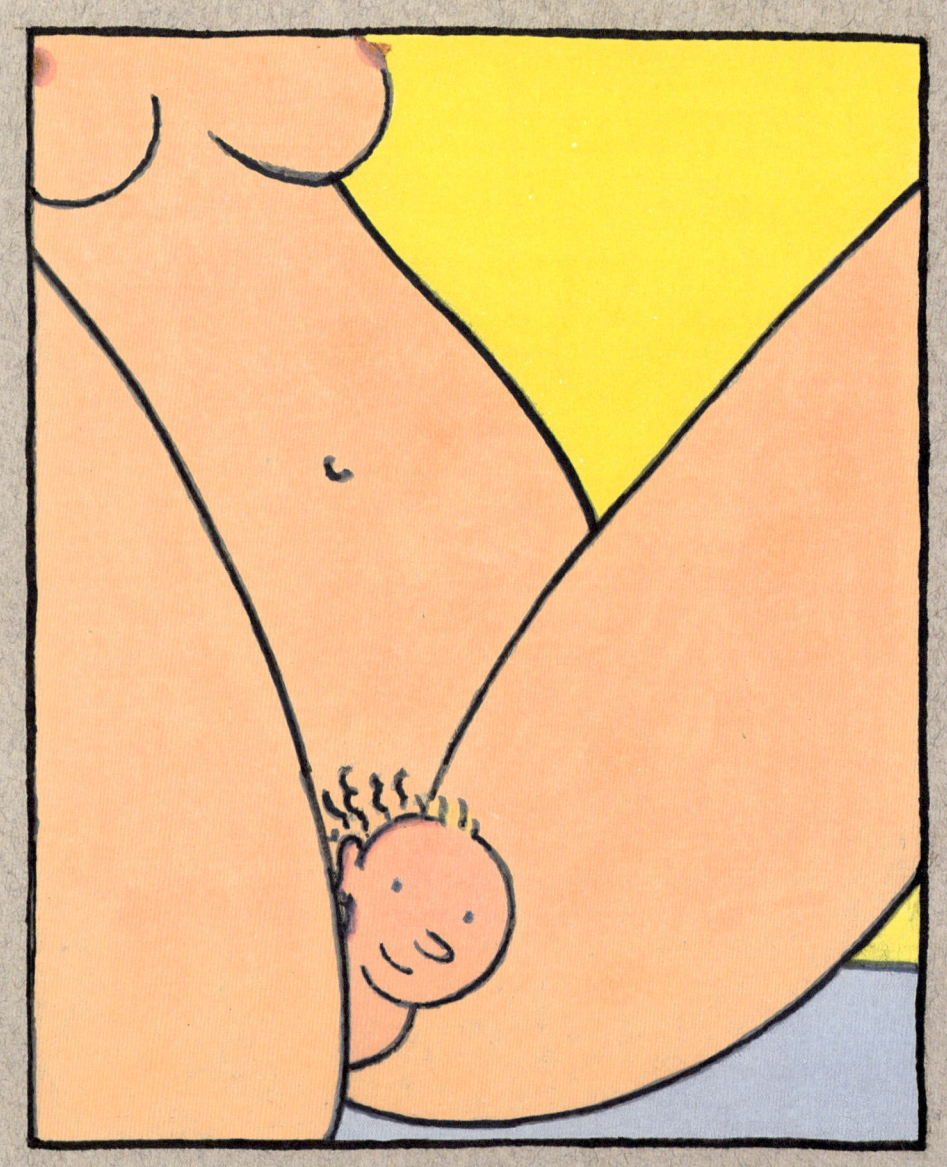

Naître

Il arrive un moment où le bébé a assez de forces en lui, où il s'est suffisamment préparé pour respirer, et son placenta vieillissant ne pourra bientôt plus le faire vivre : le bébé doit poursuivre sa vie en dehors du giron maternel pour entrer dans le monde extérieur. Cet extraordinaire passage d'un monde à l'autre, c'est la naissance.

Naître, cela veut dire que pour la première fois de leur vie, le bébé et sa maman se séparent : le bébé sort du ventre de sa mère, il quitte son univers liquide et entre dans ce qui est tout à fait nouveau pour lui : l'air et la lumière.

Là, il faut qu'il se mette à respirer tout seul. Alors la circulation de son sang se modifie, il n'a plus besoin du cordon ombilical : il se détache définitivement du corps de sa mère, il quitte son ami le placenta, c'est un nouveau-né.

Ce grand jour-là il rencontre ses parents d'une façon nouvelle, ils peuvent se voir pour la première fois, on fait connaissance. L'enfant entre dans le cercle de famille qui s'agrandit.

LE BON MOMENT

Personne ne sait exactement ce qui donne le signal de la naissance, mais un jour, c'est le bon moment pour que le petit homme passe. On pense que c'est l'enfant qui, se sentant prêt, envoie des messages hormonaux pour annoncer qu'il faut tout déclencher. La plupart des petits bébés mammifères peuvent prendre tout leur temps dans le ventre de leur mère pour se préparer. Le bassin de leur mère est large et peut laisser passer de très gros bébés.

Le bassin de la femme, lui, est très étroit et les petits humains ont une grosse tête ; aussi le bébé ne peut-il attendre plus de neuf mois : neuf mois, c'est le bon moment, plus tard ce serait trop tard, il serait trop gros, sa tête pourrait rester coincée, plus tôt ce serait trop tôt, il risquerait d'être trop fragile.

Le petit d'homme est le moins fort des bébés mammifères : quand il naît, certains de ses organes, ses os, son système nerveux ne sont pas tout à fait terminés. Aussi, pas question pour lui de se lever et de gambader quelques minutes après sa naissance, comme le petit poulain ou le petit veau. Nous sommes parmi tous les mammifères ceux qui sont le plus dépendants des adultes à notre naissance et cela a de grandes conséquences sur notre vie.

UNE DATE POUR TOUTE LA VIE

Un jour ou une nuit, tout d'un coup, la maman ressent quelque chose de très fort, comme un grand bouleversement de tout son corps. Elle a déjà ressenti cela auparavant, son utérus qui se contracte dans son ventre et qui durcit, mais cette fois, c'est de plus en plus fort, cela dure plus longtemps et puis cela recommence. C'est une grande émotion pour la maman, qui ne s'y trompe pas : le bébé demande à sortir.

Les membranes qui entourent le bébé se déchirent et le liquide amniotique s'écoule. Cela fait une belle inondation, cette rupture de la poche des eaux !

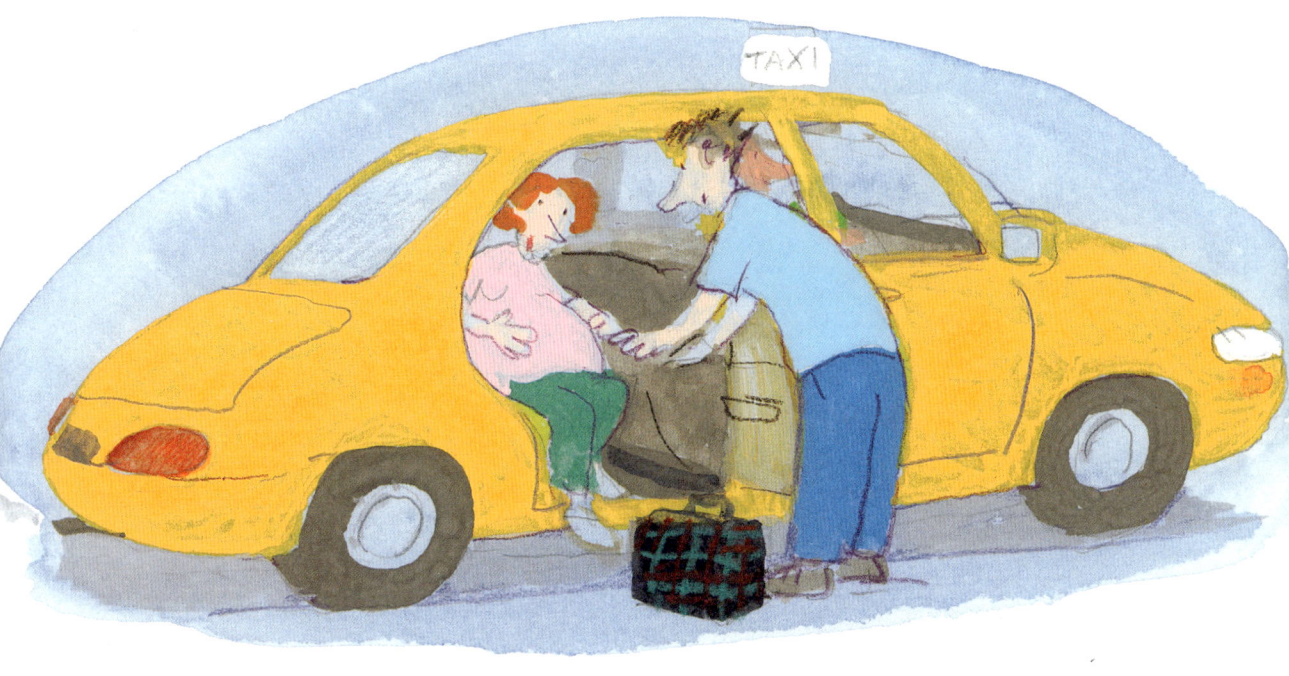

EN ROUTE !

Il est temps de partir alors pour la maternité : la maternité, c'est la partie de l'hôpital ou de la clinique qui accueille les bébés qui veulent naître et les mamans qui veulent accoucher.

Souvent la maman a préparé à l'avance une petite valise dans laquelle elle a mis les premiers vêtements du bébé et quelques affaires pour elle aussi, puisqu'elle va rester là plusieurs jours. Mais on a déjà vu des mamans si impatientes qu'elles partaient en oubliant leur valise !

A la maternité, les parents sont accueillis par l'accoucheur qui est un médecin ou par la sage-femme qui est une infirmière spécialisée dans les accouchements.

Tout le monde s'affaire autour de ces parents tout bouleversés et de ce bébé qu'on ne voit pas encore. On écoute son cœur, on examine sa mère. Le voyage a bien commencé. Alors on installe le papa et la maman dans une chambre où ils sont tranquilles pour défaire la valise et se mettre à l'aise.

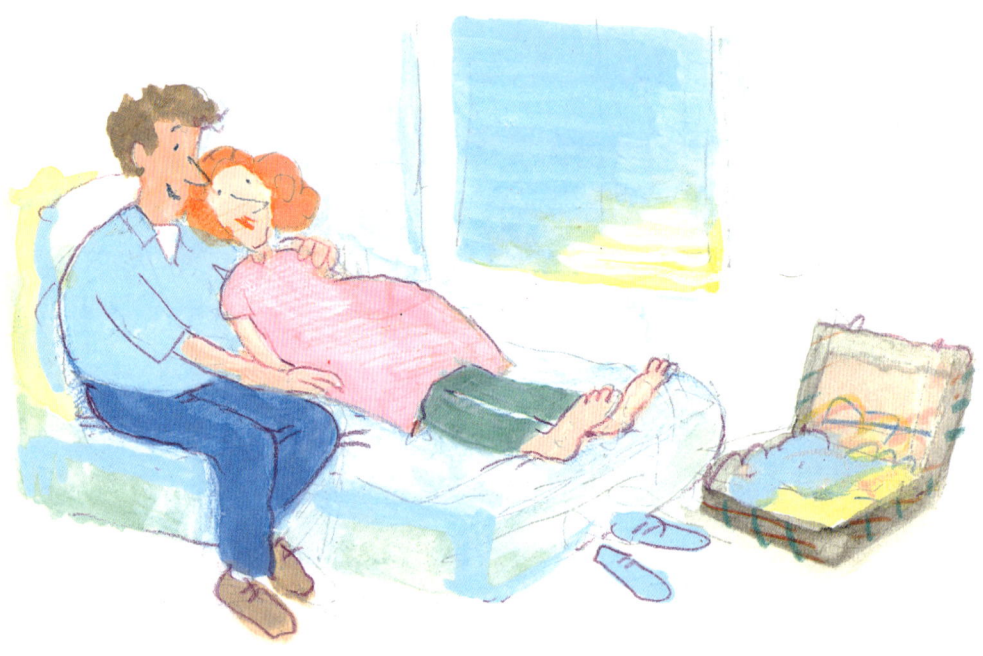

    Puis, à deux, ils vont chercher la position la plus confortable pour la maman pendant que le bébé descend et que le col se dilate : debout, allongée ou assise dans les bras du père, sous une douche, chacune a sa façon et son envie de vivre ces extraordinaires moments. Comme ça dure souvent des heures, c'est important de pouvoir changer de position. Les parents sont à l'écoute de leur enfant et le père essaie de donner le plus de confort possible à sa compagne et au bébé qui se fait naître. De temps en temps il les berce ensemble, ça les calme tous les trois.

    Dans tous les cas, il y a de l'émotion dans l'air, le papa et la maman sont à la fois heureux et un peu nerveux : c'est un moment grave, mais c'est aussi une fête. La tête du bébé est anesthésiée et son cerveau est en sommeil ; grâce à cela il peut participer activement à sa naissance sans avoir mal à la tête.

    Pour lui c'est le premier grand voyage et c'est un moment très intense. Ça l'aide de se sentir attendu, guidé, ça l'aide à avancer vers la vie.

De temps en temps, la sage-femme vient aux nouvelles : où en est le bébé ? Est-ce que la maman va bien ? Le papa n'est-il pas trop fatigué ? ou affamé ? Pour surveiller l'état du bébé, elle place sur le ventre de la maman un monitoring : c'est un appareil qui enregistre le rythme du cœur du bébé et la force des contractions.

Ces vagues qui agitent l'utérus le pressent et le rendent dur, ce sont les contractions, elles poussent le bébé vers la sortie. Tout s'agite dans le petit nid qui était si douillet, aussi plus question d'y rester, il faut sortir.

Le bébé fait son chemin doucement dans le bassin de sa maman, elle l'accompagne de l'intérieur et de l'extérieur. Pour lui qui est si attentif à ce qui se passe autour de lui, c'est important de sentir les mains tendres de ses parents autour de lui. Mais la manœuvre est délicate et il n'y a pas de marche arrière sur ce chemin-là.

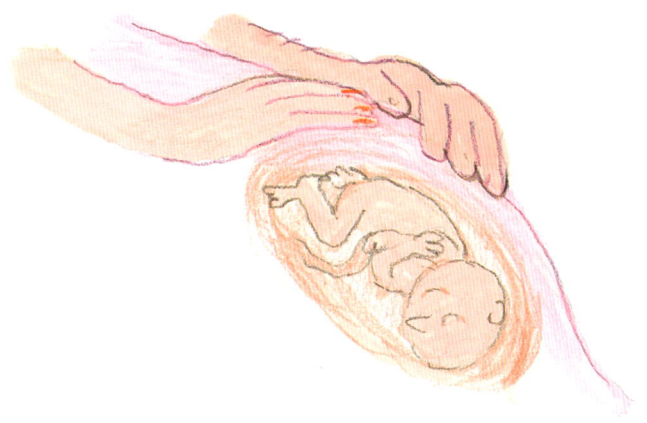

LE CHEMIN

La poche dans laquelle se trouve le bébé ressemble à un gros ballon rempli d'eau qui repose sur le bassin : le bassin est comme un entonnoir en os, plus étroit à la sortie qu'à l'entrée, et il forme un angle. C'est un toboggan (tunnel en pente) dans lequel le bébé doit se glisser pour sortir, après la rupture de la poche des eaux.

Pour cela, il doit courber sa tête et sa colonne vertébrale en tournant sur lui-même dans un mouvement de spirale, comme une vis.

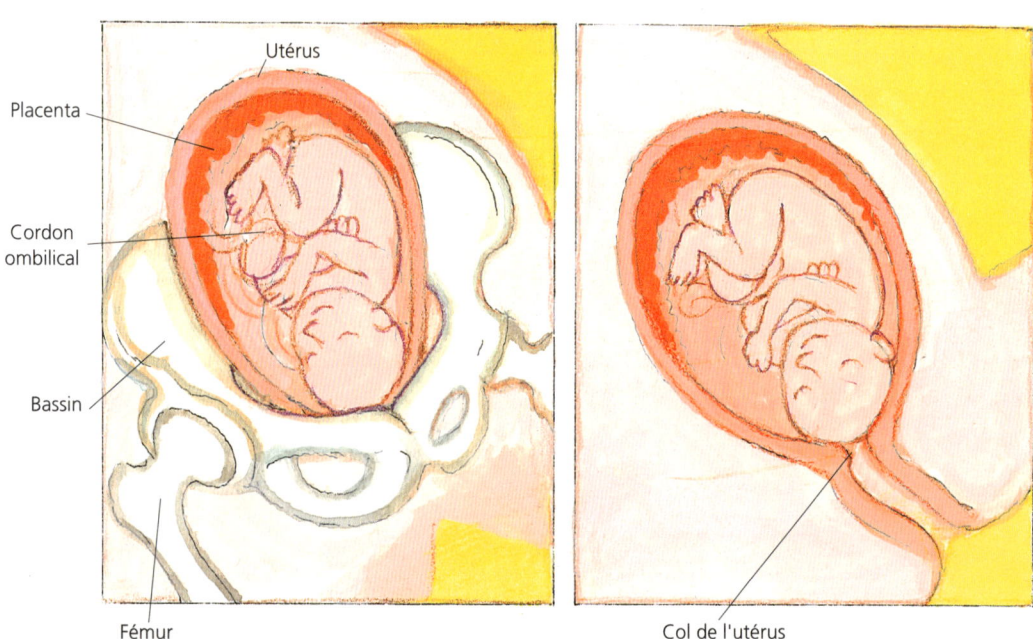

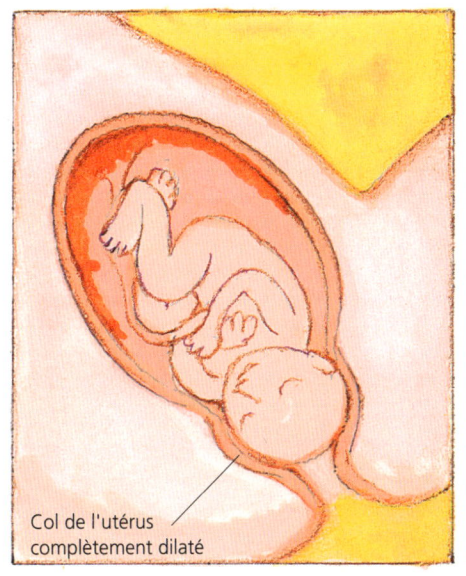
Col de l'utérus complètement dilaté

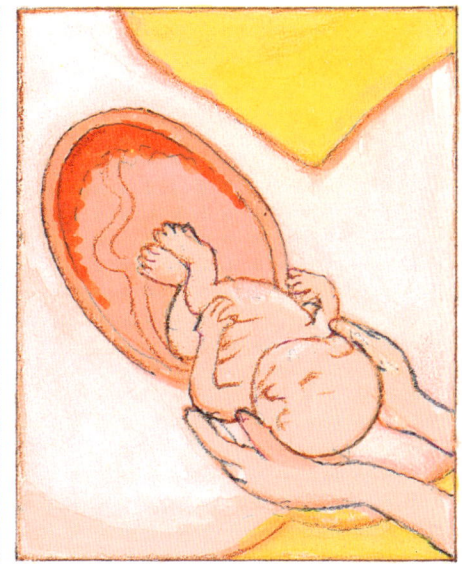

FRANCHIR LE COL

Le bébé doit sortir de l'utérus par son ouverture qu'on appelle le col. Habituellement, c'est un tout petit couloir de quelques millimètres de diamètre seulement, mais il est élastique. Il s'élargit et s'aplatit complètement au moment de la naissance pour laisser passer l'enfant.

Le bébé doit aussi franchir l'anneau de muscles qui entourent le vagin de sa mère, que l'on appelle le périnée. Enfin on voit ses cheveux ! Bientôt il sort, la tête la première, par le sexe de sa maman.

La tête la première, c'est la position la plus facile pour naître. Mais certains bébés aiment faire les choses à leur manière, ils choisissent de rentrer dans le monde à reculons et ce sont leurs fesses qu'ils présentent en premier aux spectateurs. On appelle cela naître par le siège, c'est parfois un petit peu plus compliqué.

Position en siège

CÉSAR ET CÉSARIENNE

Si le bébé hésite un peu trop et qu'il ne sait plus très bien quelle partie de sa personne présenter en premier, il peut rester en travers dans le bassin de sa maman.

La porte naturelle n'est vraiment pas assez large pour qu'il puisse naître ainsi et l'on est obligé de faire une ouverture dans le ventre de la maman pour le sortir. C'est une césarienne.

Position transverse

La césarienne permet de sortir rapidement de l'utérus de la mère les bébés, lorsqu'ils sont malades, fatigués, mal placés, ou bien lorsque l'accouchement risque d'être dangereux pour la mère ou pour l'enfant.

Autrefois il fallait endormir la maman par une anesthésie générale qui endormait aussi un peu son enfant. Cela ne facilitait pas la rencontre puisque la maman ne pouvait pas accueillir son bébé.

Maintenant on fait une anesthésie péridurale qui n'endort que le bas du corps et le bébé peut passer un peu de temps dans les bras de sa maman juste après sa naissance, c'est tellement différent pour tous les deux !

On raconte que l'empereur romain Jules César est le premier à être né par césarienne, et c'est lui qui aurait donné ce nom. Aujourd'hui, c'est une opération qui se fait souvent et se passe très bien.

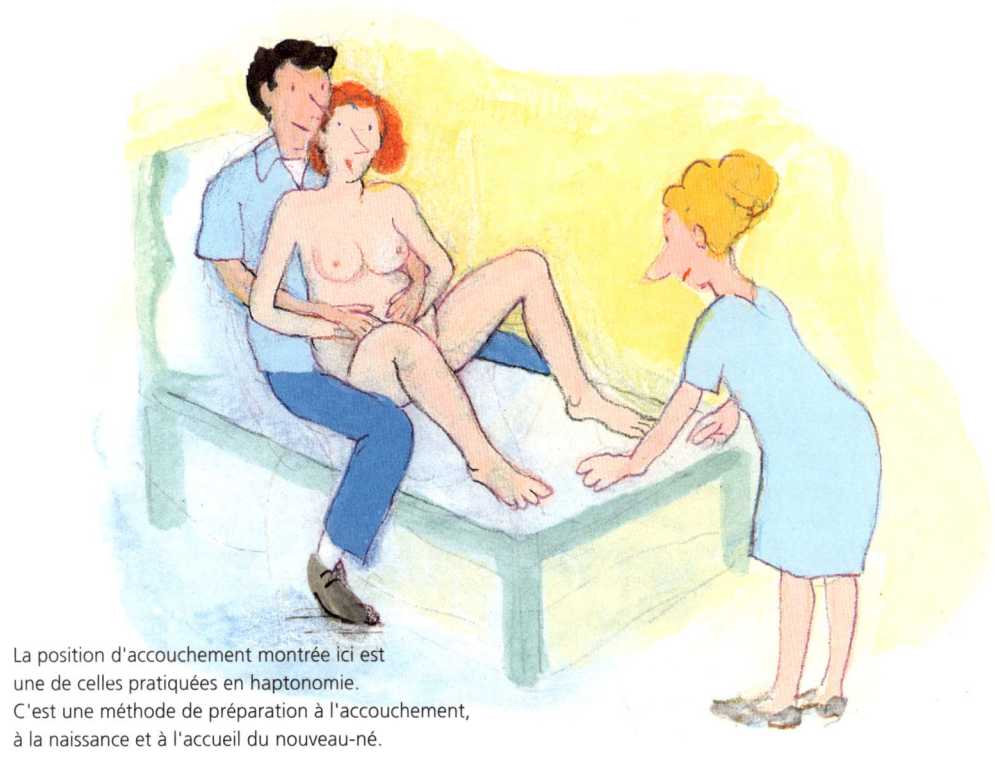

La position d'accouchement montrée ici est
une de celles pratiquées en haptonomie.
C'est une méthode de préparation à l'accouchement,
à la naissance et à l'accueil du nouveau-né.

DU TRAVAIL POUR TOUT LE MONDE

Un bébé est en train de naître. C'est un grand travail en commun. Tout le monde s'y met.

Le bébé d'abord, qui cherche son chemin : il appuie sa tête sur le col de l'utérus pour qu'il s'ouvre.

La maman, qui l'accompagne de tout son corps et de tout son cœur. Parfois les contractions sont très douloureuses et, surtout si elle est fatiguée, la mère peut avoir envie d'être soulagée et demander une anesthésie péridurale pour ne plus avoir mal, mais elle est alors moins en contact avec son enfant.

Le papa, qui aide l'enfant et sa mère : il se place derrière elle, qui s'appuie contre lui. A eux deux, avec leurs mains posées sur le ventre de la maman, tout doucement ils guident la sortie de l'enfant.

La sage-femme ou l'obstétricien, qui veillent à tout, prêts à agir si nécessaire.

LE JOUR AU BOUT DU TUNNEL

Enfin, le passage est complètement ouvert, la tête du bébé franchit le bassin, sort de l'utérus, mais il lui reste encore à traverser le sexe de sa maman.

Encore un effort pour tout le monde et il sera là. Il sort la tête, la sage-femme surveille : si le cordon ombilical était enroulé autour de son cou, il faudrait le dégager tout de suite.

Son épaule apparaît et, très vite, il glisse dehors son corps tout entier dans un mouvement en spirale, car il ne peut sortir qu'une épaule après l'autre.

IL EST LÀ !

Il est là, un peu fripé d'avoir été si serré dans le tunnel, tout enduit d'une fine couche blanche, le vernix, qui est comme une crème et protège sa peau fragile.

On le reçoit tendrement et on le pose sur le ventre de sa maman. Peau contre peau, c'est le premier contact avec ses parents qui l'accueillent avec émotion.

« C'est une fille ! » ou bien « c'est un garçon ! », on lui donne son prénom : il est vraiment là ! Cette toute petite personne unique au monde vient prendre une place énorme dans la vie. Il est encore entre deux mondes, il est dehors mais toujours relié au dedans par son cordon ombilical qui bat. Son placenta est resté dans l'utérus.

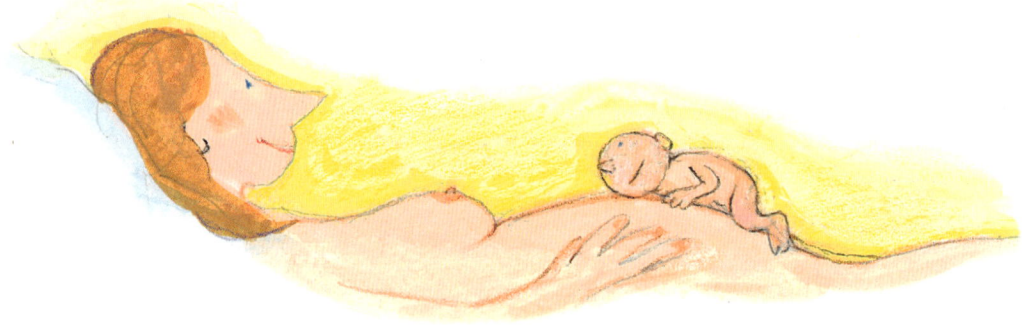

LE TOURBILLON DE LA VIE

Venir au monde, c'est un moment très fort, beaucoup de choses arrivent vite et en même temps.

La grande affaire du bébé, c'est l'étonnante sensation de l'air qui remplit ses poumons : au passage, il caresse les cordes vocales et c'est une autre grande découverte pour lui et pour ses parents : le son de sa voix ! Certains crient, d'autres font des petits bruits charmants que les parents n'oublieront jamais; chacun a sa manière de saluer le monde.

La première respiration du bébé bouleverse beaucoup de choses : l'air s'engouffre brutalement en une grande bourrasque à l'intérieur de ses poumons qui se déplissent. Sa mère ne respirera plus jamais à sa place, c'est à lui de prendre ça en charge pour toujours.

Les petites grappes humides, les alvéoles, se gonflent d'air brutalement comme des milliers de petits ballons et les poumons commencent leur travail, travail qui ne s'arrêtera qu'à la fin de la vie : inspirer, expirer, inspirer, expirer.

En même temps et à cause de ça, le cœur du bébé se transforme pour utiliser l'oxygène de l'air : dans les heures qui suivent la naissance, les cloisons intérieures entre les deux parties gauche et droite du cœur se ferment.

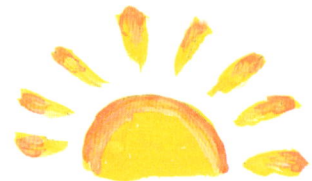

À LA DÉCOUVERTE DU DEHORS

Jusqu'à maintenant, ce qui parvenait au bébé du dehors, les bruits, les lumières, les contacts étaient amortis par son petit matelas liquide.

Brusquement, cela devient plus fort et plus excitant. La vie est une grande vague de sensations qui déferle sur le bébé. Ses cinq sens sont en éveil, c'est un bain d'odeurs, de bruits, de mouvements, de lumières. Les bercements, les caresses, les goûts, l'air sur sa peau, tout est nouveau, tout a changé. A aucun moment de sa vie, il ne sera aussi sensible.

Son intelligence est en éveil, il cherche à comprendre ce qui lui arrive et à prendre ses repères. Rien n'est plus comme avant, mais tout n'est pas différent. Il est à la fois le même et un autre. Il faut vite nouer des liens entre son monde d'avant la naissance et celui dans lequel il vient d'arriver. Entre ces deux mondes-là le lien est très important. Pour que le nouveau-né éprouve un sentiment de sécurité, il faut qu'il ne sente pas de rupture. Rares sont ceux qui peuvent raconter cela exactement, mais on sait que ces moments laissent des traces pour toute la vie.

Dans ce grand bouleversement, le nouveau-né retrouve les mains tendres de ses parents, leurs voix, leurs odeurs ; la tête posée contre la poitrine de sa maman, il peut aussi reconnaître le bruit de son cœur qui bat, de sa respiration, il se sent en sécurité : puisque c'est bien eux, c'est bien lui qui est là. Il est arrivé à bon port, on est ensemble pour la nouvelle vie, tout va bien.

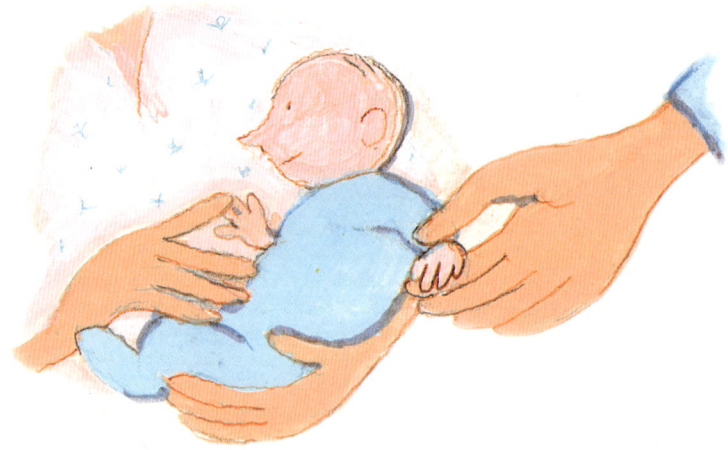

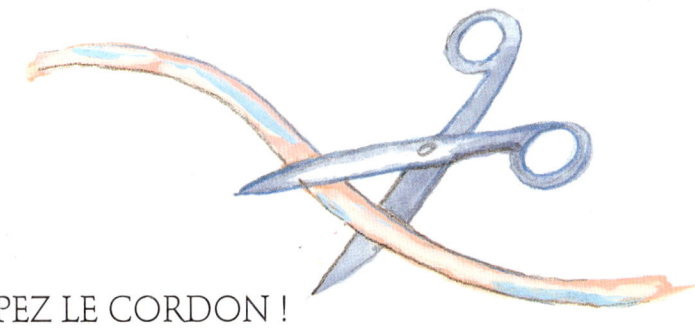

COUPEZ LE CORDON !

Lorsque le cordon ombilical cesse de battre, c'est que le bébé n'a plus besoin du placenta pour vivre, on peut alors couper le cordon, ce qui ne fait pas mal, et on le ferme avec une petite pince en plastique.

Alors le corps du bébé devient complètement autonome, c'est avec son nez qu'il respire, avec sa bouche qu'il s'alimente, avec sa vessie et ses intestins qu'il rejette ses déchets.

Au bout de quelques jours, il ne restera plus du cordon qu'une jolie petite trace sur le ventre : le nombril.

Qu'il soit rond ou un peu moins rond, qu'il soit creux ou qu'il ressorte, c'est une petite cicatrice qui restera toujours très sensible et un peu mystérieuse.

On dit pour rire de ceux qui ne pensent qu'à eux qu' « ils se prennent pour le nombril du monde » ou bien qu'ils passent leur temps à « se regarder le nombril ». C'est dire combien il reste précieux, ce petit souvenir de la racine de vie.

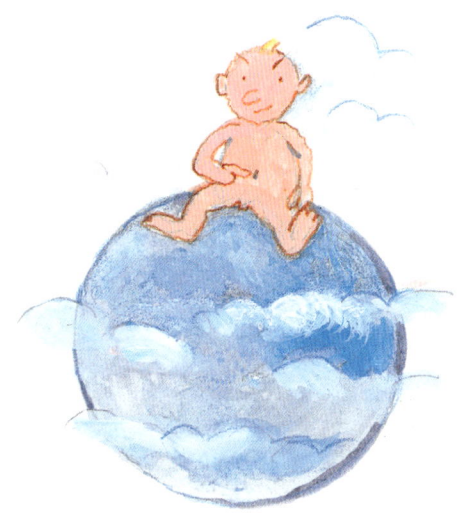

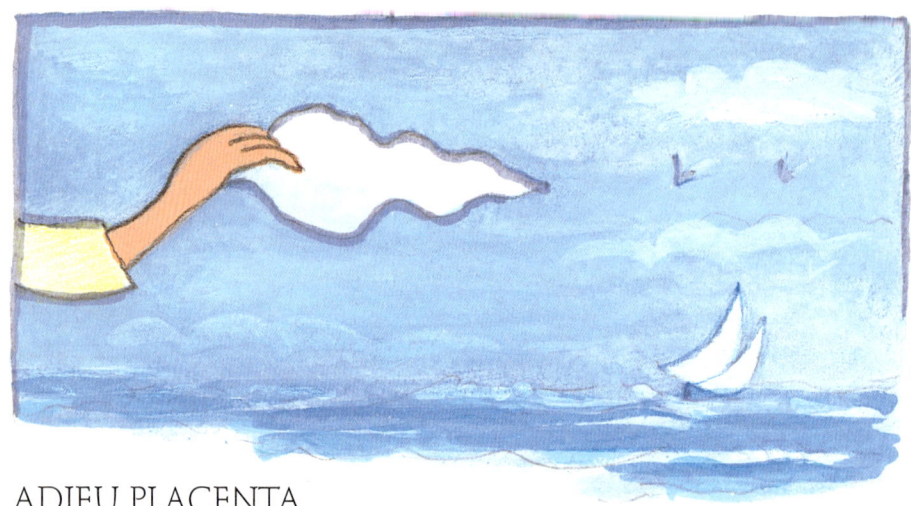

ADIEU PLACENTA

Environ dix minutes après la naissance, la maman sent que son utérus se contracte à nouveau : le placenta se décolle et à son tour il est poussé dehors. Cela s'appelle la délivrance.

Maintenant il ne sert plus à rien et la petite chanson qui avait accompagné le bébé depuis le début de sa vie se tait pour toujours. Le bébé perd son premier compagnon : qui sait ce qu'il ressent à ce moment-là, peut-être bien que ça lui manque ?

Les adultes, eux, sont tranquilles : l'accouchement et la naissance sont vraiment terminés. Maintenant c'est à l'enfant de jouer, à lui de trouver le courage et la force d'entrer dans la vie. Pour cela, le bébé fait toujours une grande confiance à ses parents, mais ceux-ci ont trop souvent tendance à croire qu'il ne comprend rien, qu'il ne sait rien et qu'on doit tout faire pour lui. C'est dommage parce que si on l'observe bien et qu'on le laisse faire, il montre très vite qu'il est plein de possibilités, très réceptif à tout ce qui se passe autour de lui. Les nouveau-nés sont de grands observateurs. Ils sont particulièrement attentifs au langage parce qu'ils sont humains et que nous sommes les seuls mammifères qui parlent. C'est si important que le bébé se met tout de suite au travail, il écoute et fait le tri entre les sons, les bruits dépourvus de sens et la parole. Très vite il sait distinguer sa langue maternelle des autres langues qu'il peut entendre. Les voix qu'il aime par-dessus tout sont celles de ses parents.

PREMIÈRE TÉTÉE

Ce tout petit bébé qui vient de naître est déjà bien installé et il a assez d'énergie pour aller tout seul chercher son premier repas : si on le laisse faire, il rampe tout doucement jusqu'au sein de sa mère.

Le lait qu'il tète ce jour-là s'appelle le colostrum, ce n'est pas encore tout à fait du lait, mais il est très précieux pour le bébé car il est rempli d'anticorps, c'est-à-dire de substances qui protègent le bébé des infections pendant les premiers mois de sa vie. Mais si la maman ne veut pas ou ne peut pas allaiter, un bon biberon donné peau contre peau dans la paix des cœurs rapprochés est très bien aussi.

PREMIÈRE JOURNÉE

Dans la première journée de sa vie, le bébé rencontre un médecin qui l'examine, l'ausculte et vérifie que tout va bien. Quel poids ? Deux kilos ? il est menu. Quatre kilos ? c'est un gros bébé ! Quelle grandeur ? cinquante centimètres, un peu plus, un peu moins... Le cœur et les poumons sont normaux ? Les organes génitaux aussi ? Un, deux, trois, quatre, cinq, les doigts de pied sont tous là ? Et les réflexes sont-ils bons ? Tout cela doit être fait avec beaucoup de respect et de prudence, car les nouveau-nés sont hypersensibles et se méfient un peu devant toutes ces nouveautés. Quelquefois on montre aux parents que le nouveau-né fait les gestes de la marche si on le tient sous les bras. Cela amuse toujours les parents, mais pourtant c'est très désagréable pour le bébé et ça ne prouve rien d'important pour sa santé. Enfin on surveille l'arrivée du méconium, c'est le premier caca du bébé et le dernier vestige de sa vie dans l'utérus.

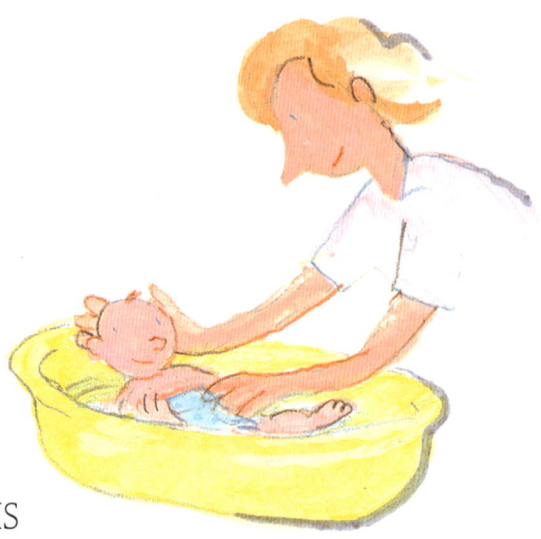

LES PREMIÈRES FOIS

Il a pris son premier bain. Sur son ventre il y a un petit pansement : c'est la compresse qui entoure le bout de cordon qui reste. Ensuite on l'a habillé chaudement avec des vêtements très doux, car sa peau est très fine et sensible. Il est prêt à affronter des aventures extraordinaires. Lui qui pouvait danser, le voilà immobilisé par la pesanteur ; lui qui suçait si bien son pouce ou son cordon n'arrive plus à coordonner ses mouvements ; lui qui était replié sur lui-même, le voilà étendu sur le dos ou sur le ventre et surtout le voilà face à sa première faim, à son premier mal de ventre, à toutes ces choses nouvelles. Peu à peu il va apprendre à y faire face avec l'aide de ceux qui l'aiment, mais tout se fait progressivement. On ne peut pas tout assimiler et comprendre en même temps. Est-ce sûr qu'ils vont comprendre que j'ai faim, que j'ai besoin d'être changé, que j'ai trop chaud, trop froid, ou que j'ai besoin d'être pris dans les bras et d'entendre dire des choses qui me regardent, me concernent et m'intéressent au plus haut point ? Voilà les questions que se posent tous les nouveau-nés. Pas facile de se faire comprendre quand on ne sait pas encore parler mais seulement sourire ou pleurer. Heureusement les oreilles des papas et des mamans sont très malignes et apprennent très vite à reconnaître et comprendre les différentes sortes de pleurs.

UN BÉBÉ DONT ON PARLE

Il a des cheveux ou pas du tout, ou bien seulement un petit duvet de poussin. Il est tranquille ou bien il gigote. Il crie, il vagit ou bien il est silencieux. Ses yeux sont ouverts ou fermés. Il a peut-être un petit grain de beauté, on peut le voir sourire ou l'entendre pleurer.

A qui ressemble-t-il ? A-t-il le nez de son papa, le menton de sa grand-mère, les mains de sa maman ?

Peut-être a-t-il fait pipi tout de suite en arrivant et la sage-femme a été tout arrosée. Peut-être est-il né « coiffé », ce qui veut dire que les membranes lui recouvraient encore la tête comme un petit bonnet. On dit que cela porte chance à l'enfant.

Les paroles autour de lui tressent le récit de son entrée dans la vie. Malheureusement on oublie trop souvent que les bébés sont les premiers intéressés à entendre cette histoire qui est la leur. La raconter aux autres devant eux, c'est bien, mais la leur dire à eux directement, c'est encore mieux.

LA RONDE DES RENCONTRES

Après le grand bouleversement de la naissance, la maman et le bébé sont bien fatigués, chacun peut s'endormir tranquillement : un peu de repos est nécessaire avant de s'élancer dans la ronde des rencontres.

Ses repas, son bain, sa toilette sont une suite de rendez-vous. Ils sont indispensables et l'enrichissent, car ce petit homme curieux de tout a besoin de communication autant que de lait : les objets qu'il découvre, les personnes qui lui parlent sont aussi importants pour lui que les soins qu'on lui donne.

Lui-même s'exprime à sa manière, du mieux qu'il peut, en attendant de connaître les mots : pleurer, vomir, refuser de téter, regarder, contracter ses muscles, sourire, c'est tout un langage qui s'adresse à qui sait l'entendre.

L'AVENIR

Lorsque l'enfant vient au jour, sa famille a une histoire et beaucoup d'idées sur lui, qui a déjà sa personnalité, ses préférences, ses goûts et ses dégoûts. Ce n'est pas toujours facile pour l'enfant de se débrouiller avec les idées que l'on a sur lui, et même les projets que l'on a déjà pour lui. Devenir soi-même, c'est dépasser tout cela. Pour cela il dispose de son bagage génétique, des souvenirs et des traces secrètes de sa vie d'avant la naissance et de son entrée dans le monde. Il a surtout la confiance en lui que lui aura apportée la sécurité affective reçue de ceux qui l'aiment et qu'il aime. Même quand la vie a commencé dans les plus grandes difficultés, on peut réussir sa vie et devenir soi-même. Ces épreuves, si on les traverse, donnent de grandes forces. Si un enfant n'a pas ses parents de naissance autour de lui pour l'accueillir, il se débrouillera pour nouer des liens affectifs suffisants pour survivre avec ceux que la vie mettra sur son chemin. C'est moins facile, moins agréable, mais c'est toujours possible si on a le courage de vivre vraiment sa vie. C'est pour cela que le bébé a besoin qu'on lui fasse confiance. Il faut par exemple lui raconter sa vie pour qu'il sente bien comment il en a tiré de la force. Si on lui cache les secrets de son histoire pour ne pas lui faire de la peine, on l'empêche de devenir le héros de son histoire.

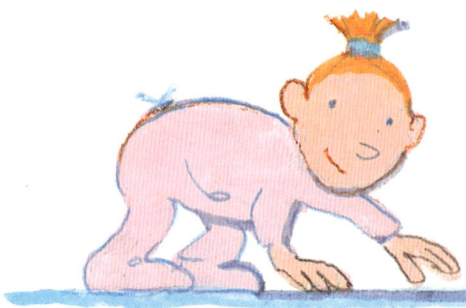
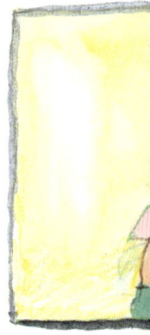

D'aventures en aventures, de joies en chagrins, d'amours en amours, tout bébé se fait son idée du monde qui l'entoure, et ce monde qui l'entoure le façonne peu à peu.

C'est ainsi qu'il va grandir, former son caractère et tisser sa propre histoire en faisant avec d'autres qui sont différents de lui son chemin de vie. En gardant enfoui au plus profond de lui, dans son cœur et dans son corps, le souvenir secret de ces moments si précieux de sa vie d'avant la naissance et du moment si fort où il est entré dans le monde. Quand le nouveau-né aura grandi, qu'il deviendra à son tour père ou mère, bien des souvenirs enfouis se réveilleront, c'est là la ronde de la vie.

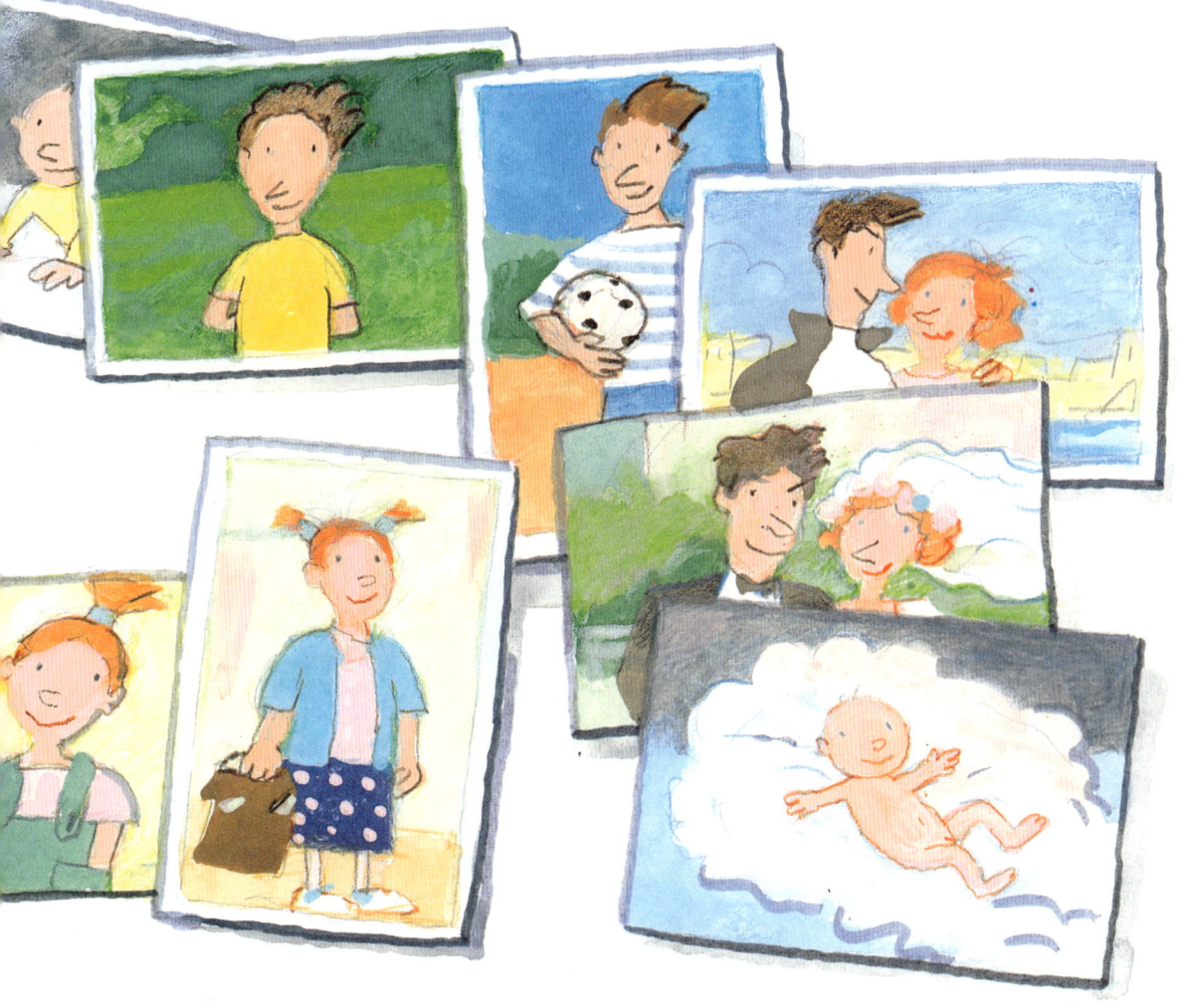